重庆市健康县区优秀实践案例

综合篇

主 编
黄 浩　赵 瑜

副主编
陈小丹　赖维云　杨庆华　陶根惠　段渝波

西南大学出版社
SWUP 国家一级出版社 全国百佳图书出版单位

图书在版编目(CIP)数据

重庆市健康县区优秀实践案例. 综合篇 / 黄浩, 赵瑜主编. -- 重庆 : 西南大学出版社, 2024.6

ISBN 978-7-5697-2368-7

Ⅰ. ①重… Ⅱ. ①黄… ②赵… Ⅲ. ①医疗保健事业—研究—重庆 Ⅳ. ①R199.2

中国国家版本馆CIP数据核字(2024)第088913号

重庆市健康县区优秀实践案例 综合篇

CHONGQING SHI JIANKANG XIAN QU YOUXIU SHIJIAN ANLI ZONGHE PIAN

黄 浩 赵 瑜 主编

责任编辑: 曹园妹
责任校对: 陈铎夫
装帧设计: 散点设计
排 版: 王 兴
出版发行: 西南大学出版社(原西南师范大学出版社)
地址:重庆市北碚区天生路2号
邮编:400715
经 销: 全国新华书店
印 刷: 重庆恒昌印务有限公司
成品尺寸: 170 mm × 240 mm
印 张: 12
字 数: 235千字
版 次: 2024年6月 第1版
印 次: 2024年6月 第1次印刷
书 号: ISBN 978-7-5697-2368-7
定 价: 88.00元

编写委员会

前　言

人民健康是民族昌盛和国家富强的重要标志，预防是最经济、最有效的健康策略。随着工业化、城镇化、人口老龄化进程加快，我国居民生产生活方式和疾病谱不断发生变化，人民健康水平不断提高的同时，也应看到，卫生健康工作仍面临着多重疾病威胁并存、多种健康影响因素交织的复杂局面。

坚持预防为主，把预防摆在更加突出的位置，积极有效应对当前突出的健康问题，需要采取有效干预措施，强化政府、社会、个人责任，加快推动卫生健康工作理念、服务方式从以治病为中心转变为以人民健康为中心，建立健全健康教育体系，普及健康知识，引导群众树立正确健康观，加强早期干预，形成有利于健康的生活方式、生态环境和社会环境，延长健康寿命，不断满足人民群众日益增长的健康需求，为全方位全周期保障人民健康、建设健康中国奠定坚实基础。

健康县区建设是推进健康中国建设、落实健康中国行动的重要抓手，是各县区党委和政府将健康放在优先发展位置的具体实践，是健康领域的社会治理行动。2014年国家卫生计生委（今国家卫生健康委）启动健康促进县区（2022年调整为健康县区）建设工作以后，重庆市各县区积极响应，建设县区按照国家和重庆市的部署，结合自身实际，针对各类健康影响因素，统筹各方力量，采取有效措施，从组织管理、健康政策、健康环境、健康社会、健康文化、健康服务等方面，大力推进健康县区建设。截至2023年底，重庆市已成功建成15个健康县区(2016年:江北区、开州区;2017年:南川区、巫山县;2018年:黔江区、綦江区;2019年:南岸区、合川区;2021年:璧山区、万盛经开区;2022年:沙坪坝区、忠县;2023年:长寿区、铜梁区、云阳县),建设比例为38.5%。

回顾过去近十年的建设历程,各建设县区在按照标准做好基础建设工作的同时,也因地制宜打造出各自特色,亮点纷呈。重庆市健康教育所作为全市健康县区建设的技术支持单位,特此收集整理出建设过程中涌现的优秀案例共计27个,并按创新体制机制、提升健康素养、优化健康服务、改善健康环境、实施共建共享等方面进行分类,汇编成此书,以供各位同人在未来健康促进与教育工作中交流经验、学习参考、启迪灵感。

本书的出版,离不开健康县区建设参与单位的积极报送,也离不开各县区健康促进与教育工作者的辛勤付出。在此,对参与本书起草、点评、修订的专家和同人们一并致谢。

由于时间仓促,可能还有更好的案例没有收集进来,还有更多的特色亮点有待进一步挖掘提炼,疏漏在所难免,欢迎广大读者批评指正。

编者

2024年1月

目　录

创新体制机制

提升健康素养

优化健康服务

改善健康环境

实施共建共享

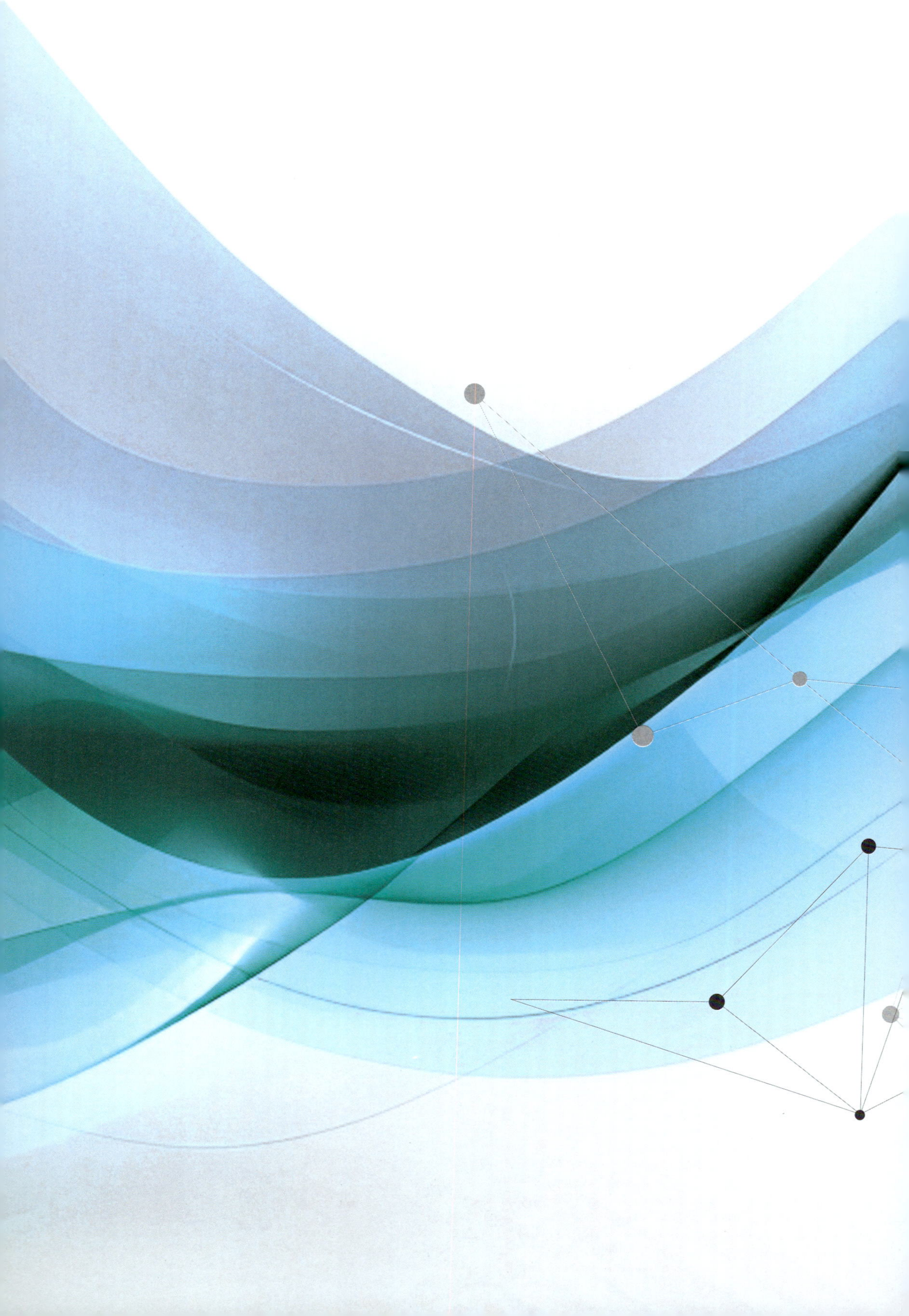

创新体制机制

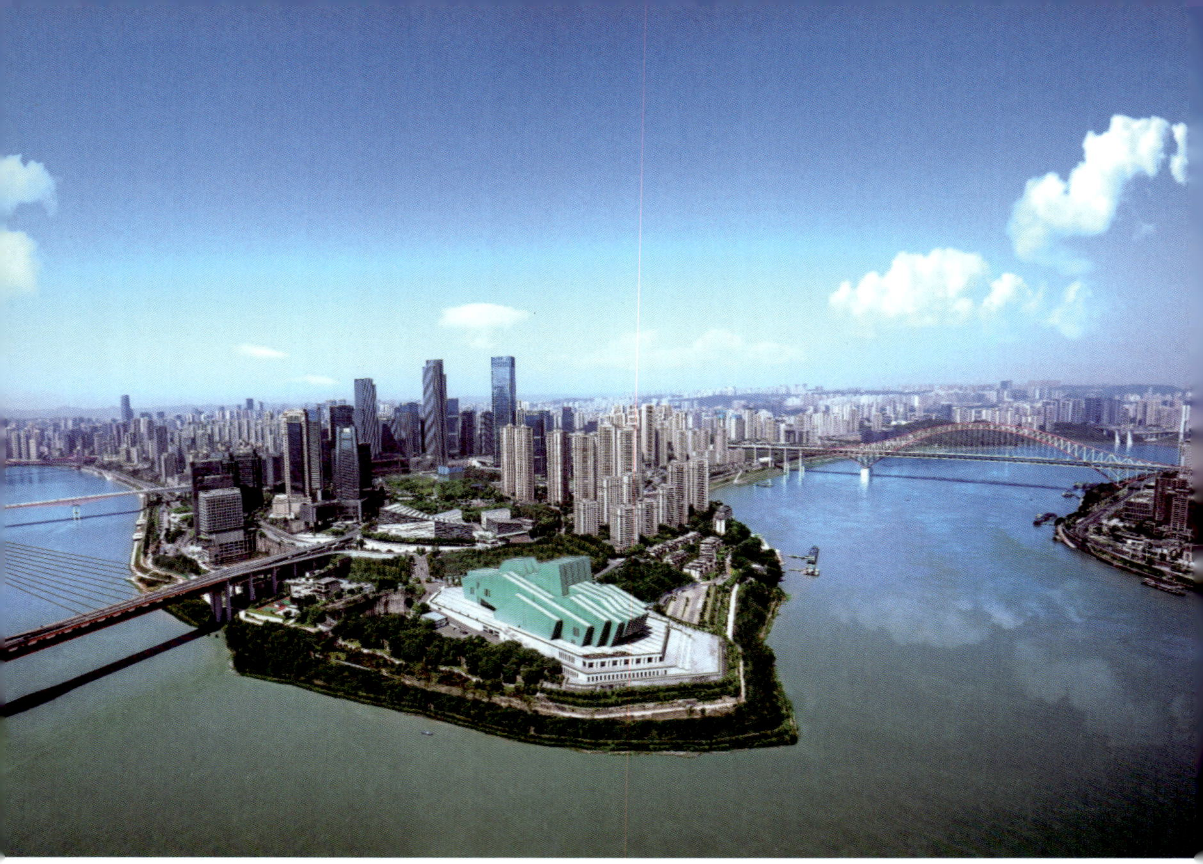

四层级，五步走，江北区健康促进区管理实践

——江北区案例

案例概述

全国健康促进区试点项目启动初期，由于项目涉及面广，要实现对各个成员单位全面、有效的管理，难度较大。为解决这一难题，江北区政府领导、联席会议办公室探索出一套“四级五步”项目管理法。两年的项目工作运行轨迹显示，部分单位在项目启动初期推动艰难，协调吃力，经“四级五步”项目管理法的约束和推动，所有单位积极配合，主动寻求健康知识普及和健康教育渠道，工作节奏均步入正轨，“四级五步”项目管理法行之有效，真正实现了“将健康融入所有政策”策略。

一、背景介绍

江北区面积220.8平方千米，辖9个街道、3个镇，常住人口94.5万人，先后创建了“国家级慢性病综合防控示范区”、“全国文明城区”、“全国群团改革试点区”、“全国科普示范区”和“全国基层中医药工作先进单位”。

作为第一批全国健康促进试点区，江北区实施“将健康融入所有政策”策略，按照项目要求开展各项工作。但由于项目涉及面广，要实现对各个成员单位全面、有效的管理，难度较大，部门协调困难，项目推动甚为吃力和缓慢。为实现对各部门有效的动员和科学管理，江北区政府领导、联席会议办公室经过多次讨论并通过实践，总结出一套行之有效的项目管理方法，即“四级五步”项目管理法。

二、工作目标

实现对37个联席会议成员单位全面、有效的管理，得到各部门的积极配合，全面实施“将健康融入所有政策”策略；实现对246个健康促进场所建设单位的统筹管理，将督导、督促的工作分解给相关部门和镇街，及时掌握全区健康促进工作的进展情况。

三、主要做法

（一）“四级五步”项目管理法

“四级”即联席会议领导—联席会议办公室—联席会议成员单位—成员单位下属单位。联席会议领导统筹指挥联席会议办公室；联席会议办公室沟通联络联席会议成员单位；联席会议成员单位具体管理下属单位（区卫生健康委负责建设健康促进医院、区教委负责建设健康促进学校、港城工业园区管委会负责建设健康促进企业、各街镇负责建设健康社区/村/家庭、所有成员单位及下属参公/事业单位负责建设健康促进机关），联席会议成员单位与区政府办公室签订目标责任书；成员单位下属单位与联席会议成员单位签订目标责任书，层层落实责任。

“五步”即每周派发任务清单—每月召开工作例会—双月报送进展小结—每季度开展专项督导—每半年进行工作考核。联席会议办公室于每周一向联席会议成员单位公布本周的工作任务，联席会议成员单位及时获取任务，层层落实给下属单位。这一步执行周期短,工作效率高。联席会议办公室每月组织召开工作例会,汇总各成员单位工作任务完成情况,形成进展报告,在例会上进行通报,由区长问责工作滞后的单位,并请该成员单位分管领导在会上发言,分析工作未完成的原因,提出针对性措施。这一步行政压力大,促使各成员单位分管领导主动参与项目,了解项目进展,并在下一次例会上汇报整改和(或)进展情况,形成一套对重点单位、重点工作的连续监督管理流程。各成员单位每两个月向联席会议办公室报送近两个月完成的工作任务,一方面有利于各成员单位在后两个月补足短板,另一方面双月报送可作为反馈、考核依据。联席会议办公室每季度组织一次专项督导,督查组由区政府督查室、联席会议办公室及部分联席会议成员单位组成,区领导每年参与一次督导,暗访项目进展情况,督导覆盖健康促进机关、学校、医院、企业和健康社区/村五大场所,每次督导均形成督导报告反馈给被督导单位,指导其进行整改。联席会议办公室每半年对成员单位进行考核,区政府督查室介入,考核结果进行全区通报,形成强大的行政推动力。

(二)工作实施情况

2015年4月2日,江北区副区长主持召开了全国健康促进区试点项目启动会,建立了以区政府分管领导为召集人的联席会议制度,37个联席会议成员单位与区政府签订了目标责任书,落实各部门、各系统健康促进工作任务。2015年5—8月,各部门陆续与下属参公/事业单位签订目标责任书,落实基层单位责任,逐步建立健全了覆盖123个机关、29个学校、45个医院、16个企业、107个社区/村的健康促进工作网络和以区健康教育所为核心的健康促进专业人员队伍,覆盖率达100%。组织开展了项目培训和专业培训共23次,培训网络工作人员共约1270人次,其他人员共90人次,网络人员覆盖率100%。2015年度、2016年度分别组织了一次由区政府牵头、各部门参与的联合督导。2015年5—10月,联席会议办公室进行了10次健康促进专项工作督导和考核,覆盖健康促进机关、学校、医院、企业和健康社区/村,每次督导均形成督导报告,作为工作例会材料,在全区范围内进行通报,由区长进行督促和问责,形成极强的行政推动力,强力推动建设工作。2015年8月—2016年5月,联席会议办公室每周给成员单位下发任务清单,紧密部署每周的工作任务。2016年8月,为深入推进项目工作,区政府对联席会议成员单位进行了调整,由区政府区长任联席会议召集人。2016年1—10月,召开了健康促进区试点项目例会和工作协调会共8次,通报工作进展,部署下一步工作,要求联席会议成员单位每两个月整理一次工作进展情况,报送进展小结。

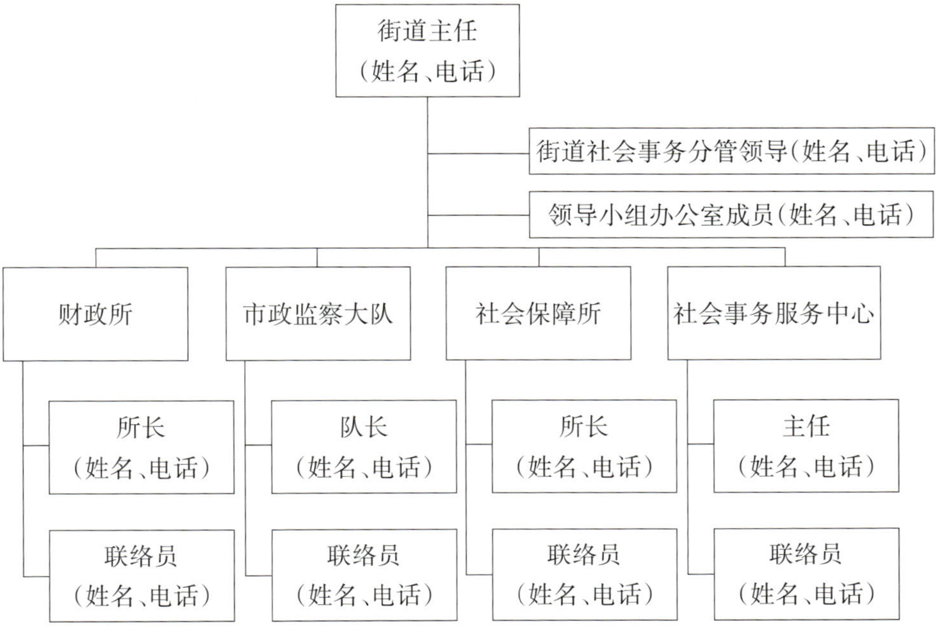

江北区五里店街道健康促进工作网络图

两年的项目工作运行轨迹显示，部分单位在项目启动初期推动艰难，协调吃力，经“四级五步”项目管理法的约束和推动，所有单位积极配合，主动寻求健康知识普及和健康教育渠道，工作节奏均步入正轨，“四级五步”项目管理法行之有效，真正实现了“将健康融入所有政策”策略。实践证明，“四级五步”项目管理法效果显著。如复盛镇，在项目初期，由于领导重视不够，工作人员职责未落实，健康促进机关和健康社区建设工作滞后。经一次督导和一次例会问责后，主要领导和分管领导认识到项目工作的重要性，重新部署工作，调整人力、物力资源，加强工作推动力，明确相关工作人员的职能职责。再次督导时，其健康促进机关、健康社区建设工作出色，成为全区建设工作的榜样。

四、工作成效

1. 将“健康融入所有政策”策略实施情况

2015—2016年，江北区政府和15个联席会议成员单位补充修订了49条与健康相关的公共政策。2016年8月，江北区政府下发了成立健康专家委员会、建立公共政策审查制度的通知，要求相关部门在提出、起草、修订、发布等政策开发环节有专家委员会的参与。

2. 建设效果指标情况

2015年基线调查显示，江北区居民健康素养水平为11.5%。2016年健康促进县区评估人群调查显示，江北区居民健康素养水平达到14.4%，提升了25.2%，比重庆市2016年平均水平11.6%高出24.1%，其中优先干预领域健康生活方式与行为素养为26.0%，慢性病防治素养为18.7%，较2015年分别提高了15.5%、2.8%；2016年成人吸烟率为19.3%，比重庆市平均水平24.7%低21.9%；肥胖率为4.4%，经常参加体育锻炼的人口比例达44.7%，97.2%的学生体质达到教育部《国家学生体质健康标准》合格以上等级。

2015年，江北区环境空气质量指数不超过100的天数为333天，集中式饮用水水源地一级保护区水质达标率为100%。2015年，江北区城镇生活垃圾无害化处理率为99.1%，2016年上半年为100%。2015年，城市生活污水处理率达90%，2016年基本达到91%。

3. 支持环境建设情况

2016年8月，健康促进项目区级验收结果显示，123个健康促进机关（建设比例为52%）、45所健康促进医院（建设比例为74%）、29个健康促进学校（建设比例为55%）、16个健康促进企业（建设比例为20%）、33个健康社区（建设比例为30.8%）、138个健康家庭全部建设成功。根据2015年基线调查结果，江北区健康促进工作确定的优先干预领域是“健康生活方式与行为”和“慢性病防治”。因此，所有建设单位的健康讲座和健康主题活动均以“健康生活方式与行为”和“慢性病防治”为重点内容，结合本单位实际情况，开展“一机构一特色”活动，全区形成百花齐放、开拓创新的健康促进工作态势。相关单位组织开展特色活动83项，如江北区中医院开展的“中医治未病”活动、区精神卫生中心牵头的“天使在线”心理危机干预热线、华新街街道东方家园社区的健康小屋、五宝实验学校开展的“校园小厨师”评比、苗儿石小学的“保护女童防性侵”课堂等，多角度多方位促进了群众的健康。

2016年，江北区打造了石子山健康主题公园、铁山坪健康主题公园和健身步道，安装健康标语牌52个、健康提示牌33个、膳食宝塔1个、BMI指数罗盘1个、健康专栏3个（健康专栏每2个月更新一次内容）。2015—2016年，在石子山健康主题公园定期开展健康活动11次。

4. 跨部门联动工作情况

在两年的全国健康促进区试点工作中，结合本地实际，江北区探索出“四级五步”项目管理法，有效协调了37个成员单位，实现了“将健康融入所有政策”，跨部门开展健康行动。2015—2016年两年间，区卫生计生委（今卫生健康委，后同）、区教委、区公安分局、区民政局、区科协、区委宣传部等部门联合开展慢性病防控行动6次；区公安分局、区教委、区团委等部门联合开展传染病防控行动3次；铁山坪街道、区委宣传部等联合开展控烟等健康生活方式行动5次；区妇联、区卫生计生委、区人社局、区残联、区商务委等部门联合开展妇幼健康行动5次；区民政局、各街镇联合开展健康老龄行动49次、社会救助15次；区环保局、区住房和城乡建委等部门联合开展环境与健康行动4次；区商务委和区卫生计生委联合引进新加坡绿叶集团，与区政府签订了战略合作框架协议，共同开发医疗健康产业。对123个健康促进机关、45所健康促进医院、29个健康促进学校、16个健康促进企业、33个健康社区、138个健康家庭进行统筹管理，全部完成建设工作。

专家点评

重庆市江北区在健康促进区建设工作中，从项目过程管理入手，创新的“四级五步”项目管理法打破了项目初期部门协调难的困局，制定了一套全面完整的管理方案，将项目工作涉及的各个层级和单位纳入系统实施全面管理。从计划、执行、检查和处理四个阶段来保证每一个项目工作的落实，促使所有层级和所有单位的工作按照项目要求步入正轨，良好运行，将健康促进工作与各自职责紧密结合，真正体现了“将健康融入所有政策”策略。“四级五步”项目管理法的实施促使江北区补充修订了49条与健康相关的公共政策，成立了健康专家委员会，建立了公共政策审查制度，进一步完善了健康支持性环境，有效协调了37个成员单位。2015—2016年两年间，开展跨部门健康行动近90次，并对建设成功的健康促进机关、健康促进医院、健康促进学校、健康促进企业、健康社区和健康家庭进行多部门统筹管理，创新了健康促进工作机制。

（点评专家：刘兆炜）

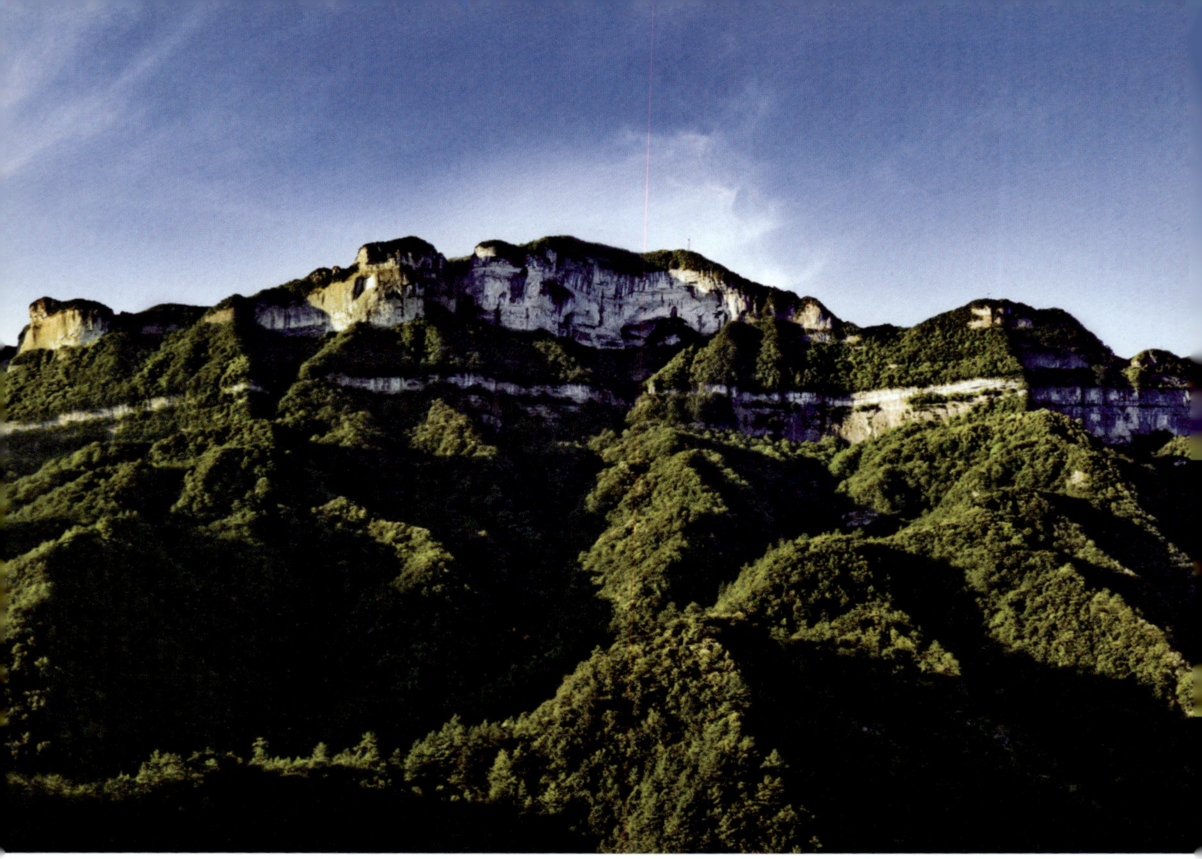

医养结合，打造中医药健康旅游示范区

——南川区案例

案例概述

重庆市南川区自2017年6月跻身首批15个国家中医药健康旅游示范区创建单位以来，以创建国家中医药健康旅游示范区为契机，借力成渝双城经济圈建设，围绕“中医药康养+全域旅游”融合发展的思路，立足“三优”禀赋，聚焦“世遗净土、康养胜地”主题，坚持景城乡一体化发展战略，加快森林康养、文旅康养、运动康养、中医康养四大业态产品供给，塑造养生、养心、养老“三养”品牌，着力推动中医药健康旅游产品升级、产业升级、产值升级，打造重庆健康生活“南川样板”。

一、背景介绍

南川属于重庆主城都市区，是全市四个同城化发展先行区之一，面积2602平方千米，辖34个乡镇（街道），户籍人口67.89万人，常住人口57.2万人，城镇化率61%，拥有区位条件优越、生态环境优良、文旅资源优厚“三优”禀赋，是一座历史文化之城、开明开放之城、旅游度假之城、绿色生态之城、创新创业之城、宜居宜游宜业“三宜”之城。

南川区位于北纬30度附近，年平均气温16.6℃，是绝佳的避暑胜地；土壤有机质、碱解氮、有效磷和pH值等适宜中药材生长；全域森林覆盖率56%，其中南部金佛山森林覆盖率95%以上，负氧离子高达10万个/立方厘米，保留有约30万亩原始森林；水资源丰富，区内河流众多，全区有大小河流176条，分布于乌江水系和长江上游干区上段水系，流域面积在50平方千米及以上的河流27条。

近年来，南川区以健康促进区建设工作为契机，立足金佛山丰富的中医药资源，以旅游业为载体，优化拓展中医药健康服务产业链，促进中医药健康服务与旅游业深度有机融合，带动了一、二、三产业相互促进，快速发展。南川将全域2602平方千米设为规划区域，推出健康旅游三条环线，打造国家5A级景区金佛山、重庆药物研究所、重庆市中医药科技产业园等重要中医药健康旅游示范基地，引进创生科技、润丰农业等中医药健康旅游示范支撑项目，点、线、面结合建设优质中医药健康旅游示范区。

二、主要做法

（一）科学规划，推出中医药健康旅游主题线路

南川区依托金佛山得天独厚的自然资源和气候条件，按照“点—线—面”的发展模式，科学规划中医药健康旅游发展业态，形成了南、北、中三大旅游环线，促进了旅游经济集群式发展。南部环线以面积1300平方千米被誉为“植物麦加”“世界生物基因库”“中华药库”的金佛山为核心，建成世界自然遗产观光、休闲度假、养生养老、风情体验旅游环线。以“中医药文化及生物多样性保护”为主题，建设金佛山麓环线药用植物标本园、生药标本馆、科技成果陈列室、药用菌中心和药用动物养殖中心等多个展示区，推动大面积的中药种植，形成中药资源的产、供、销“一条龙”发展。北部环线打造“大观—木凉—黎香湖”生态大观园，围绕中医药健康，建设乡

村休闲康养度假环线。中部环线以永隆山片区和城市核心区为重点,发挥旅游集散、观光娱乐、文化休闲功能,建成健康旅游集散中心。

(二)合理设计,全力打造中医药健康旅游品牌

打造养生养心温泉疗养集群品牌。在金佛山西坡打造天星国际温泉城,占地23.6亩,水域面积3301平方米,游客容量1200人,开设10余个药疗池。在金佛山北坡打造金三泉温泉养生项目,该温泉分冷、温、热三泉,水中氟、锶、偏硅酸浓度均达到医药热矿水标准。以大观为中心,利用其区位优势和自然资源,打造温泉疗养基地。

打造中医药文化旅游基地。打造金佛山药用植物博览园,园区内修建了以神农尝百草传说为主题的神农门、以《本草纲目》为主题的时珍长廊和以《备急千金要方》为主题的思邈广场,极具中医特色。修建了2400平方米的智能温室“本草苑”,室内收集并保存有金佛山特色药用植物和西南药用植物资源标本近3000种。同时,持续开展大观片区中医药乡村旅游文化节活动,打造十二金钗花果大观园,建设中医药养生生态旅游基地。

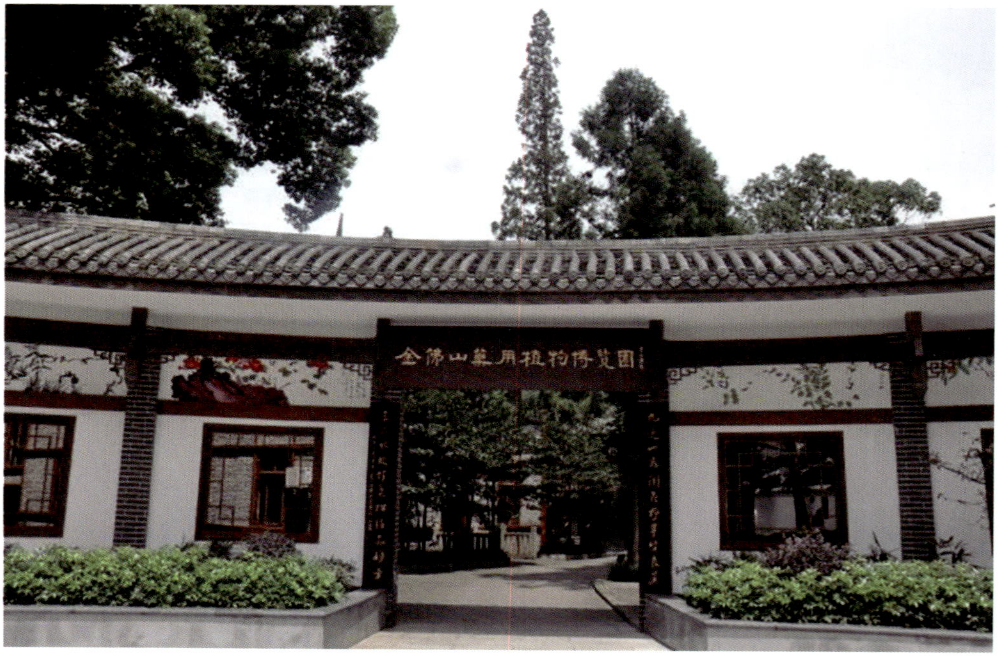

金佛山药用植物博览园

(三)统筹推动,壮大中医药健康科技产业

建设大观中医药健康科技产业基地。规划设计2平方千米的大观健康城,布局医疗、养老、康复、市民农庄等业态,拟引进世界知名神经外科专家团队,在大观设置重庆神经外科康复中心。建设重庆市中医药科技产业园,园区规划面积10平方千米,生态优美,森林覆盖率达51%,产业园以中医药研发、生产、加工、销售为重点,拥有中药饮片、中药配方颗粒、中成药、中医药保健品、中医药器械等五大产业。产业园积极引进中医药高端人才,大力发展中医诊疗和中医健康养生服务产业。

建立中药材繁育种植基地。南川区积极推广中药材的繁育种植,基本形成了环金佛山中药材产业带,建立了2个中医药品种良繁基地。区内人工栽培的道地中药材品种超过30个,杜仲、黄檗、厚朴、玄参等药材的种植面积达32.5万亩;培育的白及、黄精、铁皮石斛、栀子、玄参等远销贵州、云南等省。其中,玄参总产量占全国的60%。成功研发的活麝取香技术,在国内处于领先水平。

建立中医药健康旅游商品生产基地。区内药企瑞丰药业开发了以道地中药材为主要原料的凉茶饮品,填补了重庆凉茶市场的空白。推出中华蜂蜜、灵芝片、天麻、铁皮石斛、天麻酒、血杞酒等10余种地方名特产品。研究金佛山药膳系列特色餐饮,根据金佛山药材的产量供给情况,选取梅花鹿、天麻、茯苓、白果、黄精、铁皮石斛、灵芝等为原料,设计出南川七大系列药膳,形成独特的旅游饮食文化。

(四)因地制宜,创新中医药健康旅游发展模式

提升能力,加强中医药服务体验。大力开展“中医药治未病”服务,推广中医适宜技术,实现区内医疗机构全覆盖,所有社区服务中心、乡镇卫生院均能提供4项以上适宜技术。推进医疗机构中医综合服务区建设,建成了22个中医综合服务区,中医药综合服务能力显著提升。同时通过健康教育进景区、进家庭、进院坝等活动,让游客处处感受中医药文化氛围,方便其就近体验中医药健康服务。

推动医疗机构与旅游机构全面合作。鼓励医疗机构将中医药综合服务向中高级酒店宾馆延伸,全区酒店宾馆均能提供香薰、药浴、推拿、拔罐、足底按摩等基本中医养生项目。积极推广药膳,建立药膳连锁店,向游客提供健康环保绿色食品。南川区人民医院作为三级综合医院,在巩固全国综合医院中医药工作示范单位成果的基础上,与金阳第一农场进行深度合作,配套完善医疗设施,为农场(小区)居民及周边群众提供医疗、康复、疗养等基本医疗服务。

三、工作成效

(一)景城乡一体化紧密融合发展

围绕“中医药康养+全域旅游”融合发展的思路,着力推进“一区三基地多项目”建设,东街成功开街,大观原点建成投用,构建起环金佛山片区、大观生态园片区和乐村、山王坪等“两片多点”发展格局。自创建中医药健康旅游基地以来,南川区游客量逐年增多,其中2021年较2020年同比增长50%。

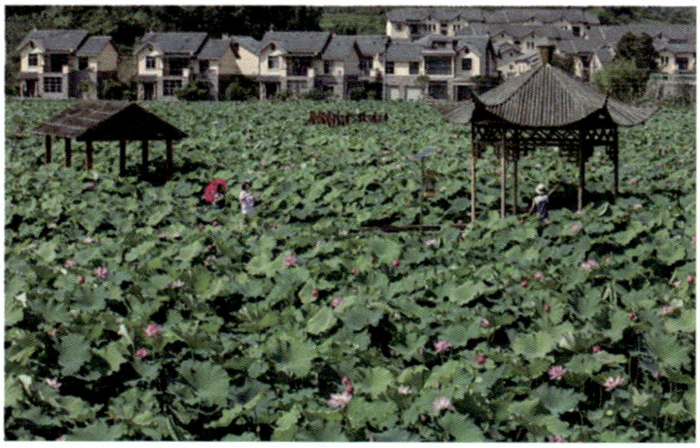

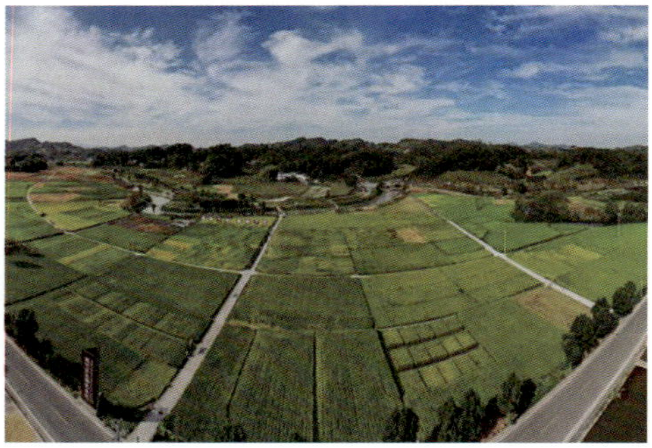

大观生态园片区

(二)康养产业成为一张重要名片

重点打造了金佛山西坡、金佛山北坡、金佛山南坡、金佛山东坡、山王坪、大观园、乐村、神龙峡八大康养组团,建设健康旅游综合体重点项目17个,累计完成投资60余亿元,累计推出良瑜国际养生谷、兴茂乐村旅游康养度假项目、金山小镇、黎香湖旅游度假康养特色小镇等康养度假物业70万平方米、销售40万平方米。

(三)建成全市首个中医药主题3A级景区

金佛山药用植物博览园成功创建国家3A级旅游景区,成为全市首个以中医药为主题的3A级景区,与3个中医药健康旅游基地(金佛山、三泉药物种植研究所、中医药科技产业园)及多个中医药健康旅游项目,逐渐形成“1+3+N”的中医药健康旅游产业集聚发展态势。

（四）不断推出特色鲜明的健康旅游产品

围绕特色产业，推出了庆酒、金山红茶、方竹笋、南川米等产品，开发金佛山药膳系列特色餐饮，出版《金佛山系列药膳》，收录406道药膳。

专家点评

南川区金佛山是国家5A级景区，是重庆市较为成熟的旅游品牌。金佛山除了旅游资源丰富外，中医药资源也极为丰富。经过多年的探索和实践，南川区以金佛山为中心，因地制宜，积极推动医养结合的中医药健康旅游示范区建设，并取得显著成果。通过中医药产业与旅游业的深度融合，推出中医药健康旅游南、北、中三条环线，同时以三条环线为中轴，发展出各具特色的新兴产业集群。比如，温泉疗养集群和中医药文化旅游基地、中医药健康科技产业基地、中药材繁育种植基地和中医药健康旅游商品生产基地。南川区一手抓中医药产业发展，一手抓旅游产业发展，并将两者有机结合的发展理念是非常正确的。事实证明，上述做法不仅优化了南川的区域空间格局，延伸了产业链条，还形成了新的增长核心，打造出了南川特有的产业品牌。

（点评专家：黄媛夷）

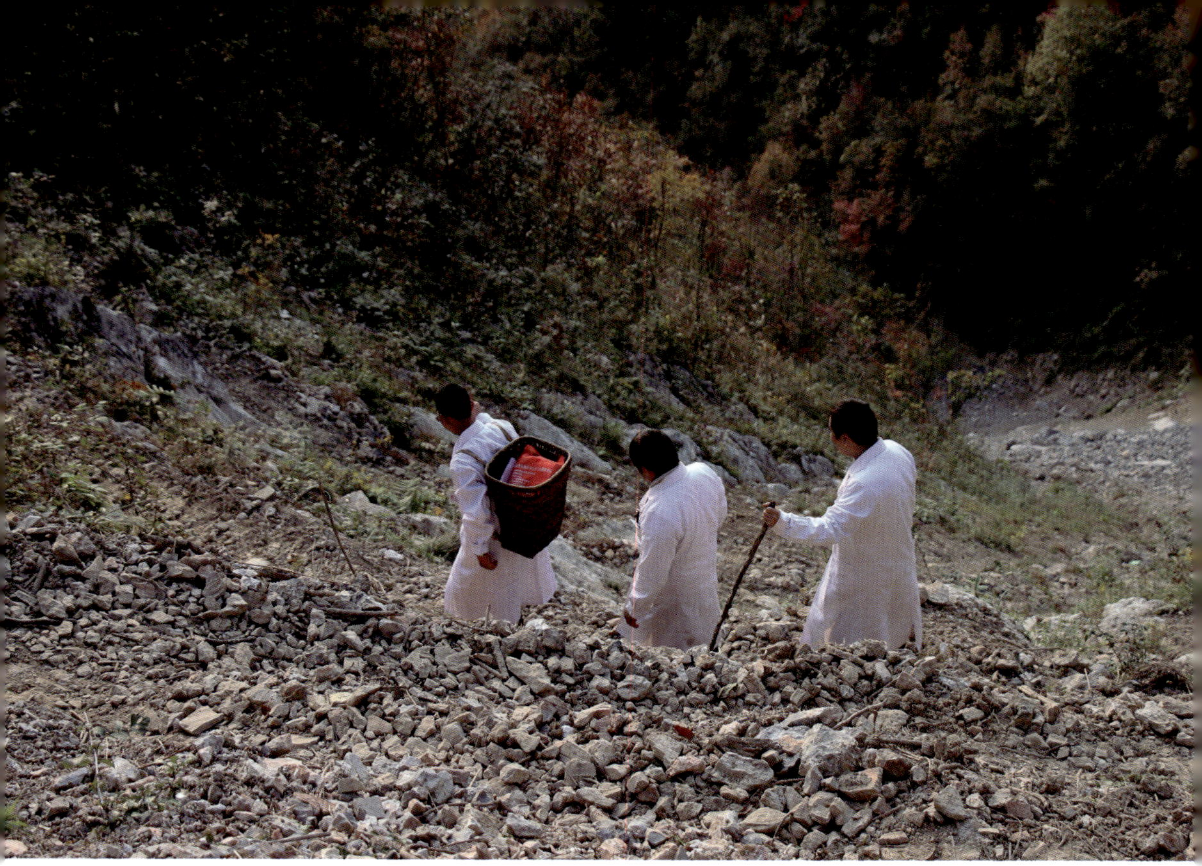

实施"12345"健康促进模式，助力健康扶贫攻坚战

——巫山县案例

案例概述

巫山县积极探索实施"12345"模式，举全县之力，创新开展健康扶贫工作，全面实施"千名医务人员'一帮一'救助贫困家庭患者"攻坚行动，对家庭主要劳动力或因生活不能自理直接影响主要劳动力就业的家庭患病成员"两类人"，按照"集中初筛复查、分批次入院治疗、全程跟踪服务"三个步骤，采取"医保报销一点、医院减免一点、政府补助一点、患者自付一点"四个"一点"治疗费用结算模式，达到贫困村标准化卫生室、体检筛查、巡回义诊、签约服务、药品发放五个全覆盖。截至2017年底(巫山县健康促进县验收年)，入院治疗的

患者4313名(其中低保户81名、转入市级医院治疗12名),出院3515名。医疗总费用2292.53万元,其中,医保报销1400.25万元,政府补助825.44万元,医院减免49.01万元,患者自付17.83万元。人均自付费用51元,九成以上贫困患者实现医疗支付“零负担”。经过科学规范化治疗,八成以上已治愈、好转的贫困患者基本上恢复了劳动能力,大多数治愈、好转贫困患者家庭也已经脱贫,真正实现了“治愈一人、脱贫一户”的目标,取得了极佳的社会效果。

一、背景介绍

巫山地处三峡库区腹心,基本县情可概括为“一户五县”,即渝东门户,文化旅游名县、山清水秀美县、综合交通强县、移民脱贫大县、生态产业特色县。面积2958平方千米,辖26个乡镇(街道)、340个村(居),总人口65万人。自2015年纳入全国第二批健康促进县创建试点县以来,巫山县全面实施“将健康融入所有政策”策略,倡导健康优先、健康教育先行理念,其中健康扶贫工作成效显著。

2015年7月,巫山县扶贫攻坚战役打响,巫山县发现因病致贫是脱贫摘帽的“拦路虎”,于是在龙溪镇率先试点实施免费治疗,首批住院治愈康复14名患者,这一探索得到当地群众普遍好评。2016年3月,在认真总结龙溪镇精准医疗扶贫试点经验的基础上,巫山县积极探索实施“12345”模式,举全县之力,创新开展健康扶贫工作,全面实施“千名医务人员‘一帮一’救助贫困家庭患者”攻坚行动,对家庭主要劳动力或因生活不能自理直接影响主要劳动力就业的家庭患病成员“两类人”,按照“集中初筛复查、分批次入院治疗、全程跟踪服务”三个步骤,采取“医保报销一点、医院减免一点、政府补助一点、患者自付一点”四个“一点”治疗费用结算模式,达到贫困村标准化卫生室、体检筛查、巡回义诊、签约服务、药品发放五个全覆盖,着力实现“治愈一人、脱贫一户”的目标。

二、主要做法

(一)坚持高标准定位,救助范围实现全覆盖

1. 科学定位

成立由巫山县政府主要领导任组长的工作机构,将精准医疗扶贫工作写入巫山县《政府工作报告》,履行政府主体责任,实行挂图作战。县委、县政府主要领导挂帅,先后召开启动会、推进会、现场会和县乡村三级专题培训会,全力推进实施,确保把好事办好办实。

2. 加强联动

与重庆医科大学附属第二医院、重庆市人民医院签订协议,建立精准医疗扶贫双帮机制。分乡镇组建医疗救助服务组。强化政策衔接、沟通协调,建立政府主导、部门联动、全县医务人员参与的工作机制。

3. 优化方案

制定、发布《巫山县实施精准扶贫医疗救助工作方案》《关于进一步做好精准扶贫医疗救助工作的通知》《关于做好第三轮精准扶贫医疗救助工作的通知》等系列政策文件,明确救助范围、工作流程、帮扶内容、经费筹措等。

4. 精准对象

明确救助对象为贫困村因病致贫建卡贫困户中的家庭主要劳动力或因生活不能自理直接影响主要劳动力就业的两类家庭患病成员。从2016年8月起,按照中央和重庆市的要求,启动第二轮医疗救助工作,实现贫困村和非贫困村建卡贫困户患者救助全覆盖、应治尽治。2017年5月印发《关于扩大救助覆盖面进一步推进精准扶贫医疗救助工作的通知》,将农村特困人员(五保户)、农村"低保"对象、农村计划生育特困家庭纳入精准扶贫医疗救助范围。

5. 锁定病种

原则上为直接影响劳动力的可治愈、可好转的疾病,主要分为急危重症、外科手术、妇产科疾病、慢性疾病、精神疾病五大类。探索推进贫困家庭大病分类救治,在国家规定的9种大病病种基础上,新增宫颈癌、乳腺癌、甲状腺癌、前列腺癌、脑瘤、膀胱癌等6种大病病种,实现国家规定病种和巫山县规定病种全覆盖,帮助贫困家庭尽快恢复生产力。

（二）坚持高质量实施，救助工作实现全覆盖

1. 优化操作程序

编制《巫山县精准扶贫医疗救助工作手册》，经乡镇初筛、县级专家组进村复查、县医疗救助办公室审定后，统筹安排救治医院。

2. 细化诊疗方案

开通精准扶贫医疗救助绿色通道，按“一人一档”建立贫困患者医疗救助台账，实行“一人一方”分类救治，确保救助对象治疗全覆盖。

3. 固化帮扶医生

县卫生健康委落实帮扶医生，帮扶医生与救助对象签订“一帮一”服务协议，负责提供入院走访、出院随访和健康指导服务。

4. 全力保障经费

县财政专项预算1000万元，县级医院、乡镇卫生院门诊费用补助分别不超过1000元/人、500元/人，住院治疗费用补助不超过3000元/人；对符合条件经审定同意转入重庆市指定三甲医院的精准扶贫医疗救助对象，其最高救助额度可达到8万元。实行“先诊疗、后付费”一站式服务，采取“医保报销一点、医院减免一点、政府补助一点、患者自付一点”模式结算治疗费用，治疗费用实行专款专账，适时结算。

5. 强化帮扶措施

投入2060万元新建贫困村标准化卫生室120个，2016年实现了贫困村标准化卫生室全覆盖，同步配备健康一体机等基本医疗设备，统一标识标牌，配齐配强村医生。每年开展不少于2周的乡村医生业务培训。组织医疗专家组提供免费体检2.1万人次，开展巡回义诊9.28万人次，“健康巡讲”47场，“六送”12场，健康专项行动41场，发放宣传资料10万份，普及健康知识。多层次开展家庭医生签约服务24.48万人次，其中建卡贫困户、在管高血压患者、计划生育特殊家庭签约覆盖率达100%。发放饮用水消毒片、常用非处方药品价值45.2万元。贫困村标准化卫生室、体检筛查、巡回义诊、签约服务、药品发放实现五个全覆盖。

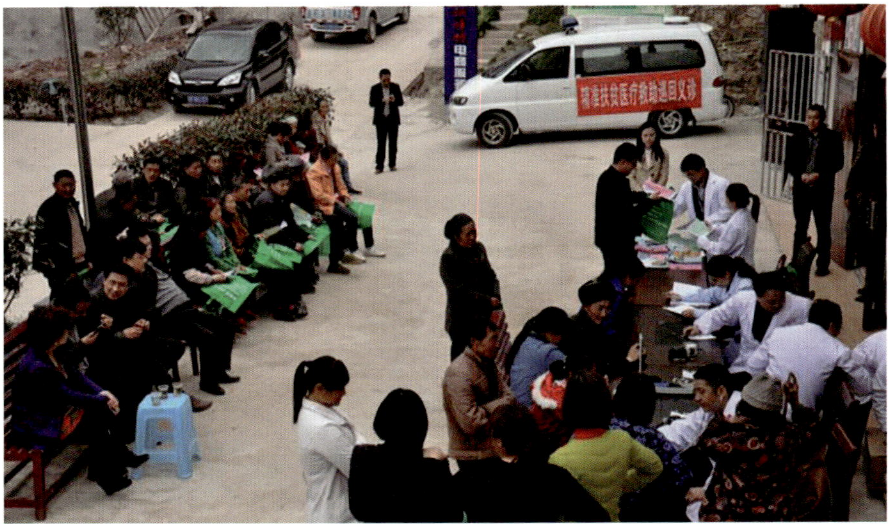

精准扶贫医疗救助县级专家组进贫困村义诊

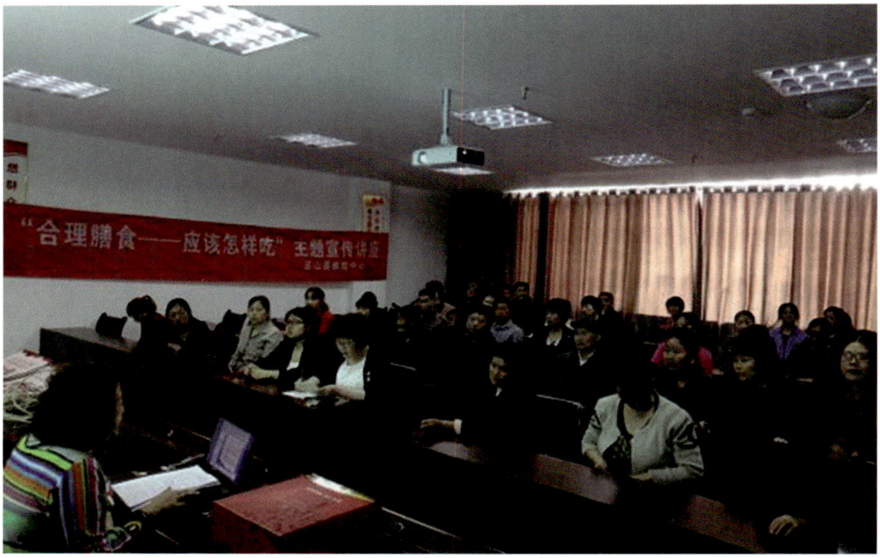

健康巡讲进社区

(三)坚持高要求管理,过程跟踪实现全覆盖

1. 组织好

抽调医疗专家、业务骨干参与医疗救治全过程,并将帮扶救治工作纳入医务人员绩效考核,确保医疗服务优质安全。实行“小病在基层卫生院、大病在县级医院”

的分级诊疗模式，按照“先急后慢、先重后轻、先远后近”的原则，所在乡镇政府按县医疗救助办公室的统一安排，分期分批组织救助对象到县级医院或基层卫生院治疗。

2. 跟踪好

高要求做好救助对象出入院及治疗、复康、生产等全过程跟踪和回访服务。各医疗机构成立医疗救助办公室，专门负责救助对象出入院登记、科室分配、全程跟踪服务。严格实行工作日报告、周通报、月汇总和随机抽查制度，全程跟踪问效。

3. 评价好

制发医疗救助费用明白卡、精准扶贫健康管理手册，并对救助工作进行满意度测评，救助工作实现零投诉，救助对象满意率100%。

三、工作成效

（一）治疗效果好

截至2017年底，全县累计入院治疗贫困患者4313名（其中低保户81名、转入市级医院治疗12名），出院3515名。医疗总费用2292.53万元，其中，医保报销1400.25万元，政府补助825.44万元，医院减免49.01万元，患者自付17.83万元。人均自付费用51元，九成以上贫困患者实现医疗支付“零负担”。经过科学规范化治疗，八成以上已治愈、好转的贫困患者基本上恢复了劳动能力，大多数治愈、好转贫困患者家庭也已经脱贫，真正实现了“治愈一人、脱贫一户”的目标，取得了极佳的社会效果。

（二）社会反响好

救助工作实现零投诉，救助对象满意率达100%。该做法也得到了国家相关部门和重庆市委、市政府的高度肯定。2017年2月15日，市政府领导在调研巫山县卫生健康工作时，给予了巫山县充分肯定；同年4月，巫山县健康扶贫工作经验在市委改革办《改革工作简报》刊载；6月6日，在重庆人民广播电台重庆之声《阳光重庆》播出。巫山县的做法先后在全国健康扶贫工程政策解读培训班、全市健康扶贫工作会上交流，被中央电视台《人口》栏目、光明日报、重庆日报、健康报、新华社、中国政府网等媒体广泛报道，赢得群众广泛好评。

专家点评

借助全国健康促进县(区)建设契机，巫山县从自身情况出发，努力实施“将健康融入所有政策”策略，认真贯彻落实精准医疗扶贫政策，全力打赢健康扶贫攻坚战。分析其成功的关键，主要在于：

第一，优质的顶层设计。县委、县政府通过积极探索实施“12345”模式，举全县之力，创新开展健康扶贫工作，全面实施“千名医务人员‘一帮一’救助贫困家庭患者”攻坚行动，对家庭主要劳动力或因生活不能自理直接影响主要劳动力就业的家庭患病成员“两类人”，按照“集中初筛复查、分批次入院治疗、全程跟踪服务”三个步骤，采取“医保报销一点、医院减免一点、政府补助一点、患者自付一点”四个“一点”治疗费用结算模式，达到贫困村标准化卫生室、体检筛查、巡回义诊、签约服务、药品发放五个全覆盖，着力实现“治愈一人、脱贫一户”的目标。

第二，高效的组织管理。通过实施“坚持高标准定位，救助范围实现全覆盖；坚持高质量实施，救助工作实现全覆盖；坚持高要求管理，过程跟踪实现全覆盖”的“三高三覆盖”高效管理措施，确保各项工作目标圆满完成。

第三，良好的社会效果。在巫山县全体人民的努力下，健康扶贫工作卓有成效。经过科学规范化治疗，八成以上已治愈、好转的贫困患者基本上恢复了劳动能力，大多数治愈、好转贫困患者家庭也已经脱贫，真正实现了“治愈一人、脱贫一户”的目标，取得了很好的社会效果。救助工作实现零投诉，救助对象满意率达100%。该做法也得到了国家相关部门和重庆市委、市政府的高度肯定。金杯银杯不如老百姓的口碑。习近平总书记指出，人民对美好生活的向往就是我们的奋斗目标。健康扶贫工作如是，健康促进县(区)建设更如是。

(点评专家：李小宁)

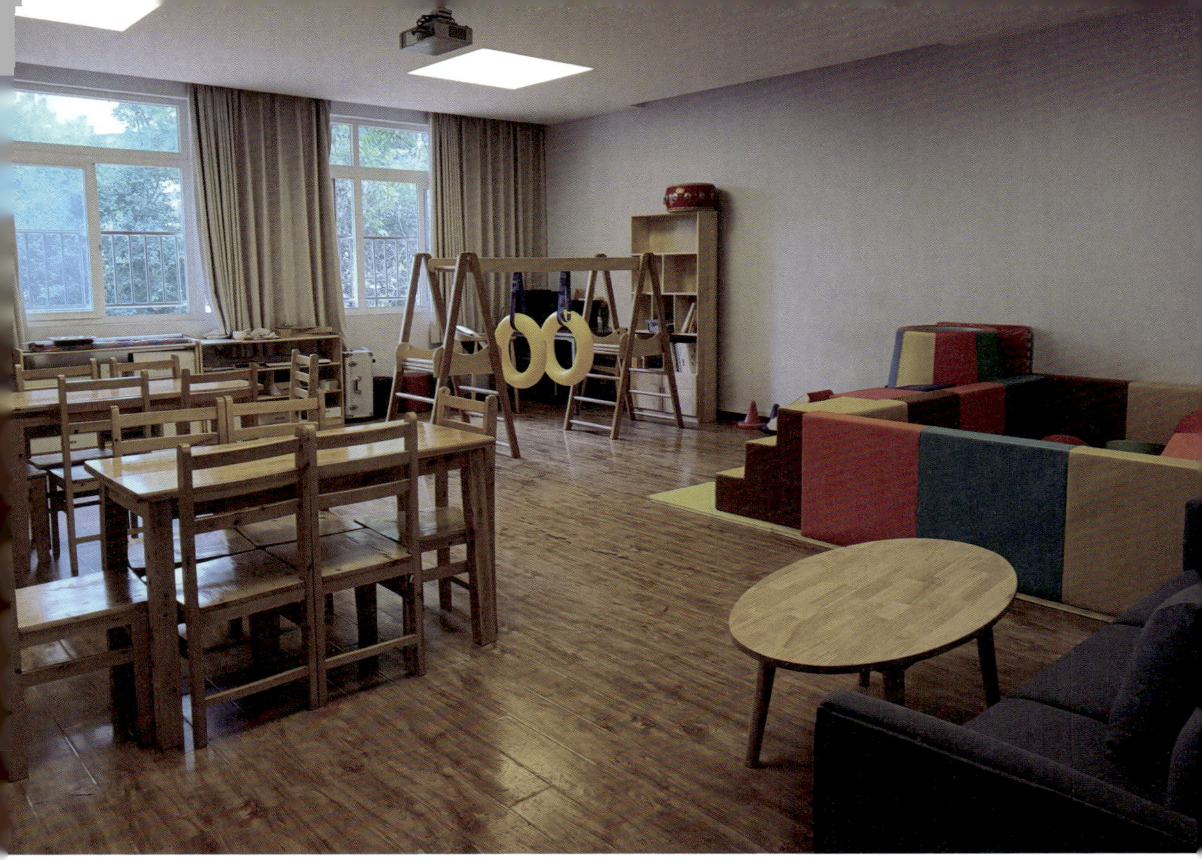

用“心”奠基，筑牢健康基石

——南岸区案例

案例概述

重庆市南岸区秉承“书香南岸，幸福教育”的教育愿景，建立了心理健康品牌区域，以心理健康教育为抓手，全面推进健康促进学校建设。多年来，南岸区教委把学生的心理健康教育作为全区教育工作的四大品牌建设之一，通过整体规划，以建设具有区域特色的积极心理健康教育工程为目标，加强学生自身的积极因素和潜能开发，激发其自身内在的积极品质，让学生学会发现幸福、享受幸福和创造幸福，促使学生健身心、全人格、雅言行、善学思、会审美、勇创新。

一、背景介绍

身体健康问题是家长和教师比较关心和容易发现的,而心理健康问题则常常容易被人忽略,学生的心理健康不仅受学业压力、教师态度等的影响,还与社会以及家庭环境的影响有关。青少年的心理处于不断发展的不稳定状态中,心理问题往往会带给青少年比身体健康问题更为严重的不良影响,当前,社会、家长和学校越来越重视学生的心理问题。

二、主要做法

(一)区域整体统筹规划

高度重视中小学生心理健康教育工作,与北师大心理健康与教育研究所合作,成为国家级课题“积极心理学背景下区域心理健康管理体系构建”的第一实验区。以落实立德树人为根本任务,以提升未成年人思想道德建设水平为方向,科学规划“治未病”的积极心理健康教育特色之路,建成28所积极心理示范学校,并全覆盖配置专职或兼职心理健康教育教师,开展心理健康教育活动。

(二)建立共建共享积极心理的培养体系

1. 完善培养学生积极心理品质的组织领导

成立南岸区未成年人积极心理健康辅导中心,统筹规划推进全区积极心理健康教育工作,健全学生心理健康教育档案,构建学校、家庭、社会一体化心理健康教育机制;建立积极心理品质领导小组和基地学校,实行校长负责制。落实《中小学心理健康教育指导纲要(2012年修订)》和《关于加强心理健康服务的指导意见》的要求,将完善人格、培养学生积极心理品质作为学校教育的核心目标。

2. 建立家庭、学校、医院、社会四级联动体系

2017年,南岸区教委投入147万元,添置心理素质训练教学资源系统等设施设备67套,配齐专兼职心理健康教师82名,确保“一校一室一师”。第一批心理健康教育特色学校均配置有积极心理素质训练教学资源系统、团体活动工具箱、心理沙盘、音乐放松椅、身心反馈音乐放松减压设备等。同时整合重庆市第

五人民医院心理门诊，南岸区关工委、妇联、阳光工作站、街道和高校资源，充分发挥专业机构及其他部门资源优势，打通学生积极心理教育渠道，建立四级联动体系。

（三）完善培育积极心理品质的课程体系

1. 积极推广区域自主研发的幸福成长课程

结合24项积极心理品质，组织编写《区域积极心理健康教育课程指导纲要》、《积极心理健康教育课程教师用书》（全学段5本），在重点示范学校开设每两周一次的心理健康必修课；针对不同年龄阶段的学生，组织优秀教师二次开发培养学生积极思维品质、积极情绪情感体验、积极习惯养成、积极人格塑造等课程内容；开展亲子团辅、家长沙龙、社区宣讲等心理素质拓展体验活动，帮助家长树立正确的家庭教育观。

2. 协同推进学生积极心理品质学科渗透课程

根据不同学科教育教学的特点，研发学科渗透类活动课程资源包，提升学科育人功能，加强积极心理教育理念与学科教育融合教学方式的研究与实践；开展积极心理生涯规划探索，设置生涯规划相关课程，在毕业年级开展学业指导、志愿填报等相关课程，指导学生走出生涯迷茫期。

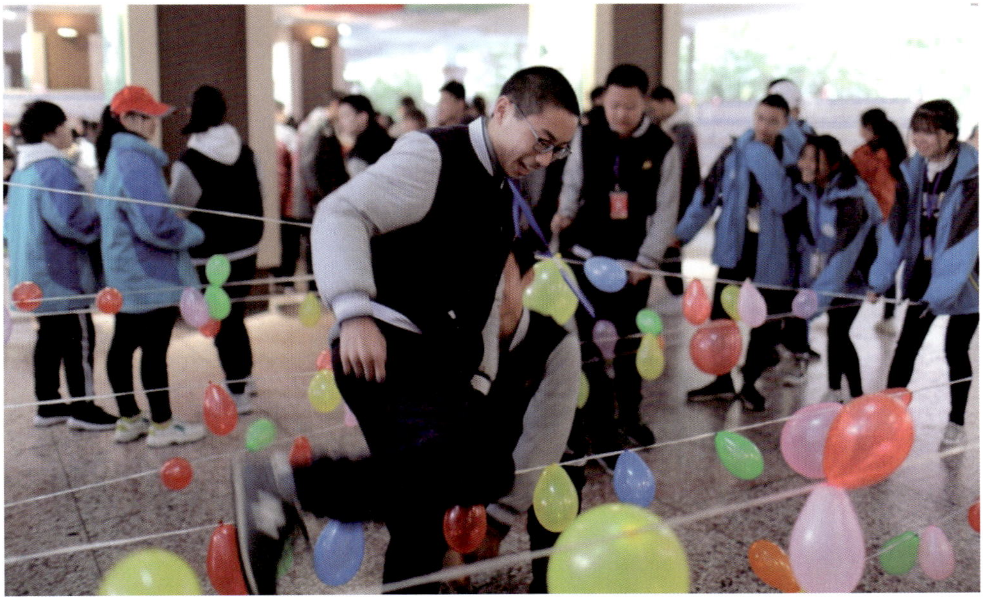

开展心理健康教育“穿越火线”活动

3. 系统开展社区家庭教育指导课程

开设社区家长学校,分学龄开展家庭教育讲座,提高家长家庭教育的能力;定期开展亲子互动主题课程;研发家庭教育指导手册,针对实际问题提供可行的解决办法。

(四)建设三层积极心理健康教师骨干队伍

1. 重构继续教育培训体系

将心理健康课程纳入教师继续教育培训体系,分批开展专兼职心理健康教师高层次专业培训1000余人次。目前,全区已建立两批共计41所国家级心理健康教育课题实验学校,4个区级心理健康教育示范点。

2. 名师工作室引领高端专业培训

依托"杨旭红心理健康名师工作室",利用区域及片区教研活动和心理健康教育中心组的建设,培育南岸区积极心理健康教育的核心队伍,使其在全区发挥辐射引领作用;依托北师大边玉芳教授团队组建的"边玉芳名师工作室",引进北师大心理学教师和重庆市心理健康教育专家,指导南岸区心理健康教育核心教师成长;积极加入"重庆市心理健康教育王纬虹名师工作室",全区配备2名专职心理健康教育教研员。

3. 加大班主任专业培训

班主任是学生工作的主要力量,也是心理健康教育必须依赖的主要队伍。为有效提升班主任在心理健康教育工作中的支撑作用,南岸区教委将学生心理健康教育内容纳入班主任常规培训,培训内容主要涉及如何了解学生、如何增进师生关系、如何把握课堂行为以及如何与家长沟通等方面。

(五)形成积极心理品质培育的三级教育链条

1. 推广积极心理示范区建设全域覆盖

从28所实验学校扩展到区域所有中小幼学校,实现了中小幼各个学段、各类学校的全覆盖。按照积极心理学理念改善学校功能室和校园文化建设,使发展性积极心理品质教育成为心理教育的核心内容。

2. 开展积极心理健康教育活动

学前阶段,以幼儿健康成长为重点,开展积极心理健康教育系列活动。南坪实验幼儿园针对幼儿年龄、心理特征分层分类开设的课程就是其中的典型。义务教育阶段，各校积极探索创新。重庆市第十一中学通过设置心理健康课程培养学生良好的心理素质；天台岗雅居乐小学校在积极心理学基础上探索学生必修的“幸福课”。高中阶段，各校根据学生实际情况开展针对性辅导活动。辅仁中学每个月都设有心理健康主题活动，开展以高考填报志愿为主题的职业指导、升学考试、升学压力缓解等活动。中职学校通过心理健康活动月，为学生营造良好的心理健康教育氛围。

3. 朋辈互助全面融入

建立朋辈小组管理机制，开展朋辈小组骨干队伍建设，协助学生构建学生自助心理服务体系；培养扎根班级的学生心理朋辈咨询员；开展短期朋辈互助主题团辅，构建学生积极心理成长的支持体系。

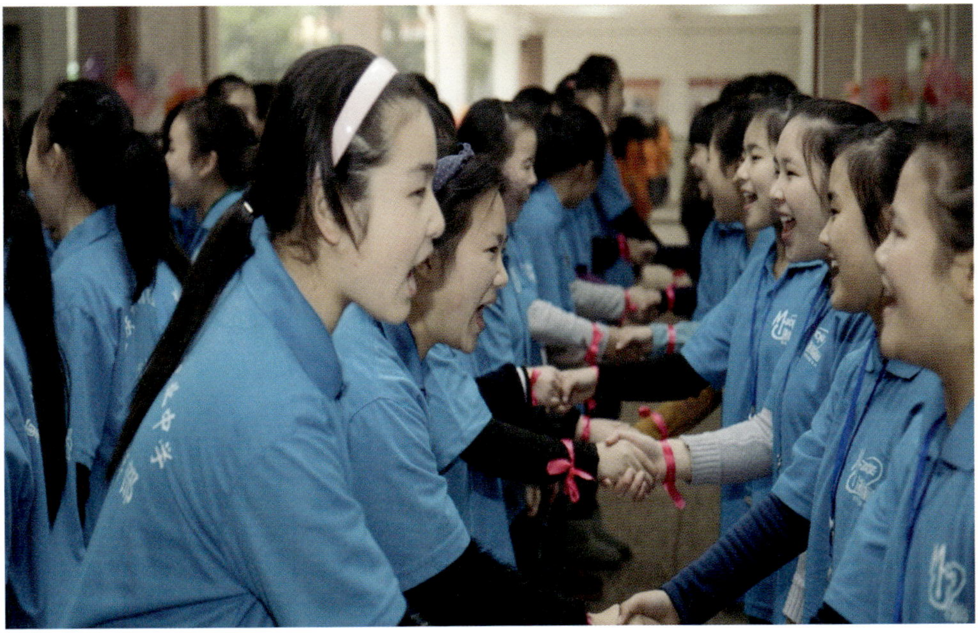

开展心理健康教育“第一次握手”活动

（六）构建心理健康工作评估机制

1. 建立更加先进的评估观念

按照《中国教育现代化2035》提出的“以凝聚人心、完善人格、开发人力、培育人才、造福人民为工作目标”，评估学校心理健康教育的重点，从学生的心理问题和心理疾病的治疗转向积极心理品质的培养。

2. 开展更加有实效的评估活动

定期开展心理体检,建立师生心理健康档案,关注师生心理状态变化;构建学生的家庭教育档案,确立良好家庭教养方式的评估标准。

3. 实现更加专业的综合素质评价

研发积极心理品质测评工具,定期对学生进行心理状态、人格测评,了解学生积极心理品质的发展水平,将学生心理评估纳入学生综合素质评价,将学生身心健康评价纳入教育评估改革,积极导向教育现代化。

三、工作成效

(一)工作平台得以建立

2017年,重庆市未成年人心理健康辅导中心正式挂牌落户南岸区教师进修学院,该中心总面积500平方米,拥有沙盘游戏室、潜能开发室等专业功能室10个,心理工作志愿者100余人,成为全区未成年人积极心理辅导工作的示范基地、资源中心、培训教研中心和工作咨询开放平台。

(二)学校教育特色发展

南岸区各校积极参与心理健康教育特色学校建设,均配有积极心理训练教学资源系统、心理沙盘、音乐放松减压设备等设施,为积极心理健康教育的实施奠定了坚实基础。各校开展心理沙盘、心理绘画、萨提亚家庭疗法、心理戏剧等丰富多彩的特色心理活动,天台岗雅居乐小学校获得首批全国中小学心理健康教育特色学校称号,珊瑚中学和110中学被评为市级中小学心理健康教育特色学校。

(三)教师专业发展迅速

依托名师工作室持续培训本土心理健康教育优质师资,提升区域学校心理健康教育教师专业素养。截至2019年,区级心理教师核心队伍共61人,90%具有心理学硕士研究生及相关学历,100%拥有心理咨询师及相关资历,成为南岸区积极心理健康教育的主力军。

(四)学生心理积极阳光

南岸区呈现出学生心理积极阳光、教师专业、学校均衡发展的态势,基本实现“幸福教育”的良好教育局面。2014年以来,坚持每年一届“积极心理校园行”主题活动,每年秋季学期,各心理健康教育实验校开展以积极心理学为基础的、丰富多元的、开放性的特色心理健康教育活动周,促进区域整体推进积极心理健康教育,助推南岸幸福教育。

四、工作体会

健康是每个学生成长、成才的坚实基础,心理健康教育是一项意义深远的工作,制定好短期及长期规划,确保资金的支持和保障,能确保心理健康教育工作有序开展,提升心理健康教育工作者探索的勇气,使其在行动中不断改善、创新。一是要创设有利于学生心理健康发展的环境。通过营造优美的校园环境促进学生心理品质的优化,培养学生健康心理素质,促进学生良好行为习惯的养成;二是要明确实施心理健康教育的主体是全体教师,教师要本着以人为本、以学生发展为主的原则构建民主、平等的师生关系;三是要注重发挥家庭教育功能,良好的心理素质需要良好的家庭教育培养,加强家校共育,通过家长学校、家长会等多种形式对家长进行培训指导。

专家点评

健康中国行动15项专项行动中,其中一项就是心理健康促进行动。随着教育体制改革的纵深推进,学生的心理健康备受各界关注,心理健康问题也成为除学习压力、就业压力外困扰学生及家长的重要问题。面对此问题,南岸区通过共建共享的心理培养体系,在体系建设、课程设置、教师培养、家庭参与等多个方面加强协同联动,学生心理健康工作取得积极明显的成效。

(点评专家:何于一)

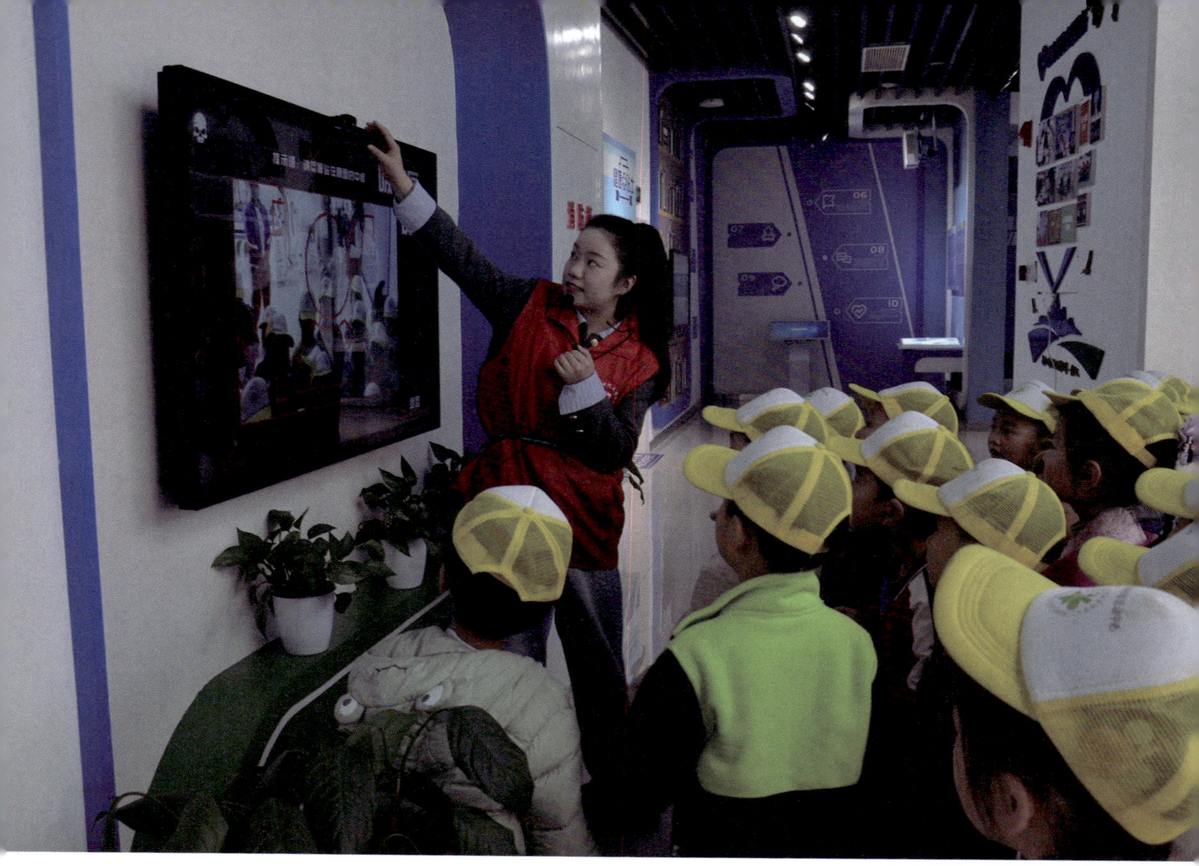

实施“健康促进十百千万”工程，构建社会志愿服务体系

——合川区案例

案例概述

健康是人民幸福之本，社会发展之基，事关国家战略发展全局。建设健康促进区是建设健康中国的重要抓手，重庆市合川区以健康城市建设试点工作、健康促进区创建工作为契机，始终以“人民健康”为中心，大力传播“每个人是自己健康的第一责任人”理念，不断加强社会健康促进体系建设。合川区委、区政府高度重视，大力实施“健康促进十百千万”工程，即：成立10个健康教育志愿者组织、招募100名社会健康促进志愿者、每年开展志愿服务活动1000场、让

10000个家庭掌握基本健康生活方式技能。突出志愿活动的引导作用，构建社会志愿服务体系，切实提升人民群众的获得感及健康素养水平。

一、主要做法

（一）成立10个健康教育志愿者组织

依托红十字会无偿献血志愿者团队、文明城区创建志愿者团队、城区“坝坝舞”团队等，成立了10个健康教育志愿者组织，在重要节日和纪念日，志愿者通过三句半、快板歌、“无烟多精彩”广场舞等群众喜闻乐见的方式开展健康教育宣传活动。志愿组织还发起了“百人健康广场舞”展示、“职业人群微步有约”科学运动比赛、“千人无烟倡议志愿者”召集活动，营造了良好的社会志愿宣传氛围。

（二）招募100名社会健康促进志愿者

前移健康促进关口至基层，大力实施社区健康生活方式提升行动。分别在医院招募了一批医务健康促进志愿者，在高校招募了一批学生健康促进志愿者，在镇街招募了一批以基层计生专干、村社网格长、退休医务人员、教师和老党员等为主体的社会健康促进志愿者，对其进行系统培训，并根据其志愿属性特点，有的放矢地开展志愿服务工作，充分发挥志愿者公益效益。一是打造志愿服务活动品牌。运用“健康合川”微信公众号，邀请医务健康促进志愿者在每周三20:00—20:30固定时间段做客“健康合川”直播厅，以“基本健康常识、重点疾病防治、热点健康话题”为直播内容在线上传播健康知识，普及健康生活方式。二是打造志愿服务阵地。2021年，建成全市首家综合健康科普馆，并打造“‘馆’您健康新时代文明实践志愿服务”项目，开展线上科普“云参观”、线下沉浸式体验、集中科普培训、户外互动展示等四项健康科普志愿服务活动。

在风景优美的健康主题公园内，多部门联合打造了健康坝坝会活动场所，对老百姓进行健康知识普及。每周四晚上19:30—20:30，邀请辖区内卫生健康领域专家为居民讲解健康知识，传播健康理念，解答疑惑。健康促进志愿者也参与其中，为打卡健康科普馆、参加健康坝坝会的群众发放健康教育宣传资料,发动广大老百姓订阅“健康合川”微信直播课程及关注“健康合川”新媒体发布的内容。

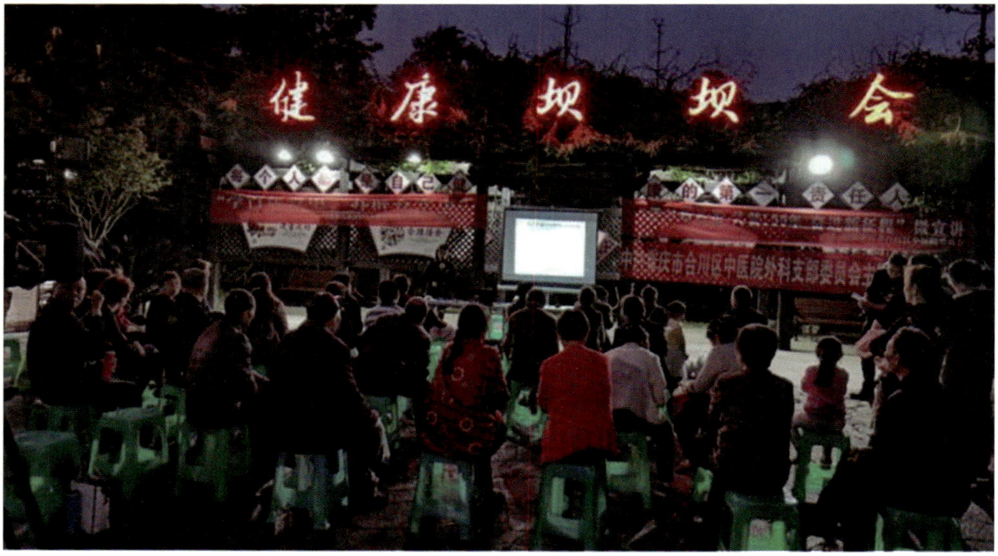

健康坝坝会现场

在健康促进志愿者的广泛发动下,截至2023年,“健康合川”微信直播课程参与人次达50万人次,“健康合川”微信公众号、抖音、微视频点击观看量达1000万人次。

(三)每年开展志愿服务活动1000场

健康促进志愿者根据《健康促进志愿者手册》规定的工作内容,大力开展健康促进“五进”(进机关、进学校、进企业、进社区、进农村)活动。在机关,组织开展以“慢性病的防治”为主题的健康巡讲;在学校,组织开展以“行动起来,向零‘艾滋’迈进”“青春期你要知道的事儿”为主题的健康梦想课堂;在企业,组织开展以“职业病防治”为主题的健康知识讲座;在社区和农村,招募了325名健康生活方式指导员,与健康促进志愿者协同配合,在人群中广泛传播合理膳食、科学健身、慢性病预防、健康素养66条等健康知识和理念。同时,在汽车站、公园、旅游景区等公共场所及部分健康促进机关、社区、学校配置了自动体外除颤仪(AED)设备。为了向社会推广除颤仪的使用方法,合川区对健康促进志愿者进行了应急救护规范化培训,定期组织志愿者在除颤仪投放场所开展应急救护宣传活动,促进公众对除颤仪的使用意愿,最大限度地发挥急救设备的作用。

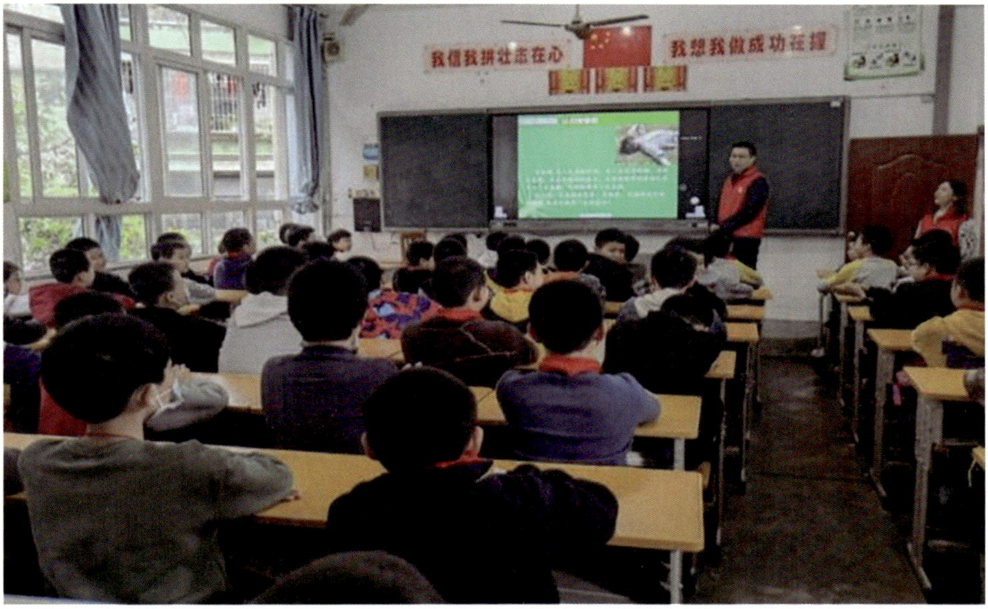

健康促进志愿者开展健康梦想课堂讲座

(四)让10000个家庭掌握基本健康生活方式技能

通过健康家庭的创建工作,要求每个参与创建的健康家庭成员每年必须参加两次辖区开展的健康促进志愿服务活动,让10000个家庭的成员掌握了基本健康生活方式技能。

二、工作成效

(一)构建了社会志愿服务体系

通过突出志愿活动的引导作用,让更多的人自愿参与到健康促进志愿者队伍中来,形成了合川区特有的志愿服务文化,构建了社会志愿服务体系,对合川区的健康促进实践起到了积极的推动作用。

(二)提升了健康素养水平

通过系列健康促进志愿服务活动,广泛地向辖区居民普及健康知识,传播“每个人是自己健康的第一责任人”理念,逐步改变了居民的健康观念,引导居民养成了良好的卫生习惯和科学、文明的生活方式，居民健康素养水平在2017年11%的基础上，提升至2023年的31.73%。

专家点评

健康是人民幸福之本，社会发展之基，事关国家战略发展全局。重庆市合川区以建设健康促进区为抓手，通过实施“成立10个健康教育志愿者组织、招募100名社会健康促进志愿者、每年开展志愿服务活动1000场、让10000个家庭掌握基本健康生活方式技能”的“健康促进十百千万”工程，在合川区委、区政府的大力支持下，在广大志愿者及群众积极参与下，构建了社会志愿服务体系，“全民健康”氛围更加浓厚，居民健康素养水平得到了大幅提高。合川区的经验具有很好的借鉴推广意义。

（点评专家：谭平）

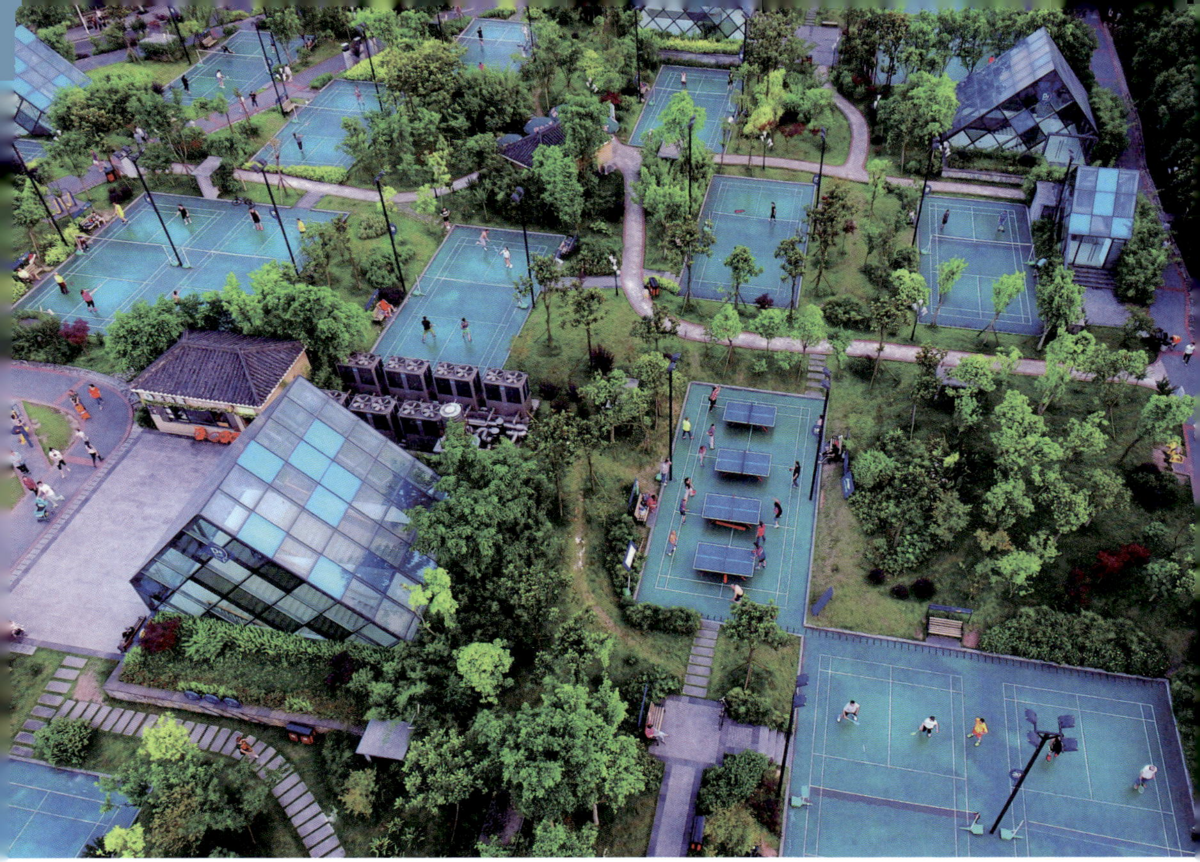

实施全民健身战略，打造运动活力之城

——万盛经开区案例

案例概述

万盛经开区以习近平新时代中国特色社会主义思想为指导，立足新发展阶段、贯彻新发展理念、构建新发展格局，以“工业强区、全域旅游、全民健身”为抓手，因地制宜、因势利导，狠抓产业转型升级、大力实施生态修复、持续改善社会民生，并结合万盛是“羽毛球之乡”，群众有运动习惯等区情实际，秉持“以人民为中心”的发展理念，大力发展全民健身运动，打造出以运动健康闻名的活力之城，让万盛经开区的体育设施更加完善，医保费用支出逐年下降，人民身体更加健康。

一、背景介绍

重庆市万盛经开区(以下简称万盛)位于重庆南部,辖区面积约566平方千米,2021年7月万盛统计局发布的《2020年第七次人口普查主要数据公报》数据显示,截至2020年11月1日0时,全区常住人口为235927人。万盛分别于2009年和2017年被纳入全国第二批资源枯竭城市和首批重点采煤沉陷区综合治理试点城市。万盛是一座运动城市,是知名的羽毛球之乡、国家羽毛球高水平体育后备人才基地,先后培养输送了钟波、张亚雯等36名知名羽毛球教练员和运动员;还是国务院《全民健身计划》研制联系城市、国家体育产业示范基地。近年来,万盛结合群众有运动习惯的区情实际,秉持以人民为中心的发展理念,大力创建全国健康促进区,致力于打造成以运动健康闻名的活力之城。

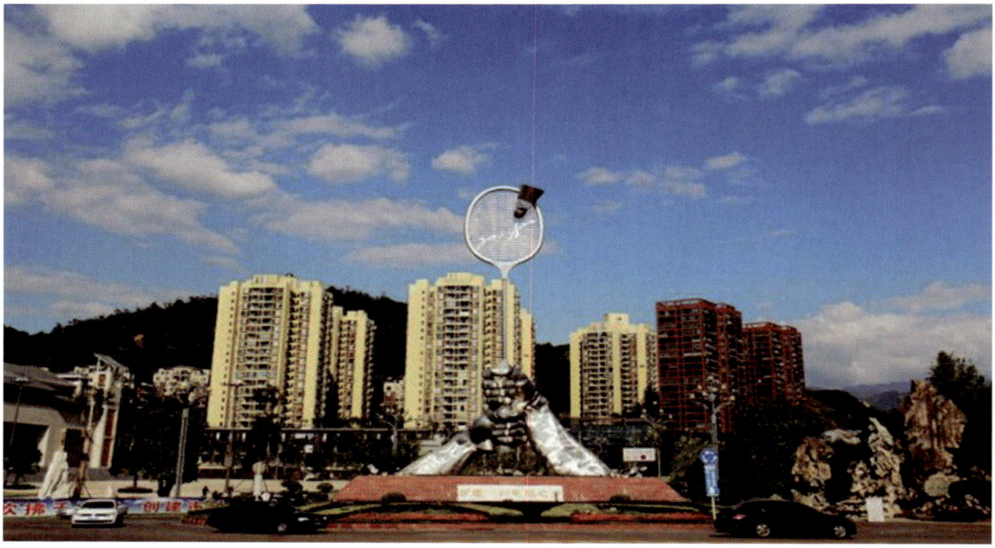

位于万盛经开区高速路口处的羽毛球拍雕塑

二、主要做法

(一)夯实体育设施基础,打造全民健身圈

万盛把完善体育运动场地设施建设作为实施全民健身战略的重要基础,坚持"城乡一体、景城一体、全域覆盖、突出重点",打响体育设施建设"攻坚战"。2015年

至2020年共计投入资金超30亿元，以“建设1个全民健身中心、10个全民健身基地、100个全民健身公园、1000里户外健身步道”等工程为重点，形成覆盖全域的区、镇街、村(社区)三级全民健身场地设施网络。在城市，体育健身设施与城市同步规划建设，坚持体育惠民、公益优先，先后建成体育场、体育馆、游泳馆、羽毛球公园、全国首个山地奥林匹克公园等重大体育基础设施；新建楼盘严格按标准配建健身设施，老旧小区改造将健身设施配备作为重要内容，形成了城市社区10分钟健身圈。在乡村，结合农村环境综合整治，大力建设健身设施，实现镇街全民健身广场、行政村农民体育健身工程、社区健身路径工程“三个全覆盖”；建成一批骑行道、登山步道、健身步道，形成农村15分钟健身圈。在景区，利用各景区景点特色，因地制宜布局建设体育设施和健身项目，建成黑山谷度假区全民健身中心、黑山谷健身绿道、青山湖国际跑步中心和一批户外运动基地，建成一大批健康小屋和健康加油站。

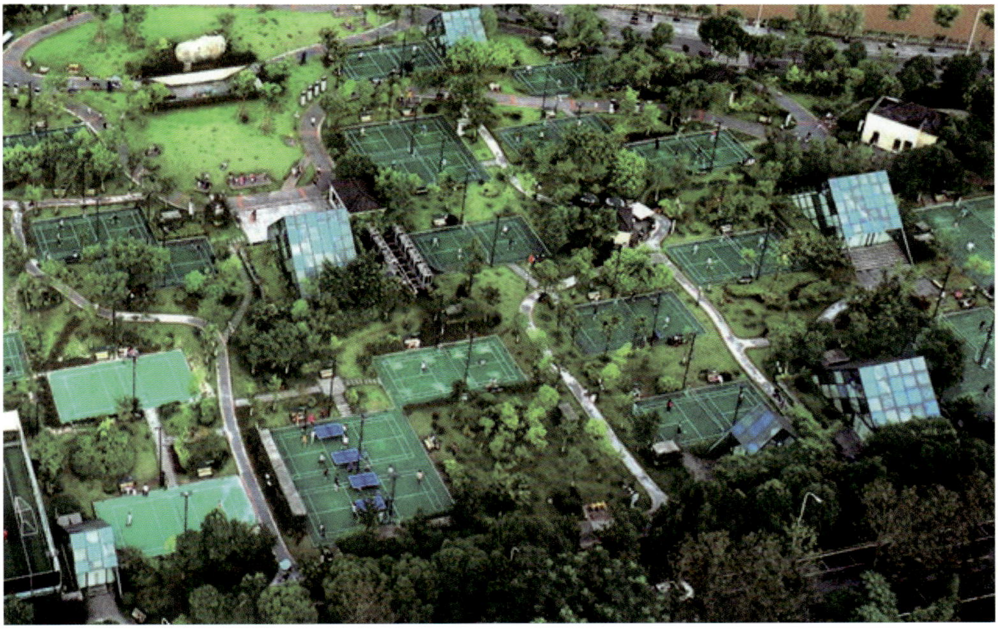

万盛经开区羽毛球公园

(二)根植全民健康理念，带动全民健身热度

坚持全民健身的全民性，以全面增强人民群众身体素质为目标，广泛开展群众性体育活动。

第一,积极组织开展群众全民健身活动,坚持每年举办全区全民健身运动会,持续开展全民健身季、全民健身月、全民健身日活动,做到天天有健身、周周有活动、月月有赛事。

第二,充分发挥各级各部门、企事业单位的作用,组织广大干部职工开展健身操、羽毛球赛、篮球赛、乒乓球赛、职工运动会等形式多样的健身活动。在中小学校进一步强化体育课和课外锻炼,广泛普及羽毛球、乒乓球、篮球、足球等学生喜爱的体育运动,让学生熟练掌握1—2项终身受益的体育运动技能。着力发展老年体育事业,广泛开展健步走、坝坝舞、门球、柔力球、太极拳等运动健身项目,促进老年群体强身健体、健康长寿。

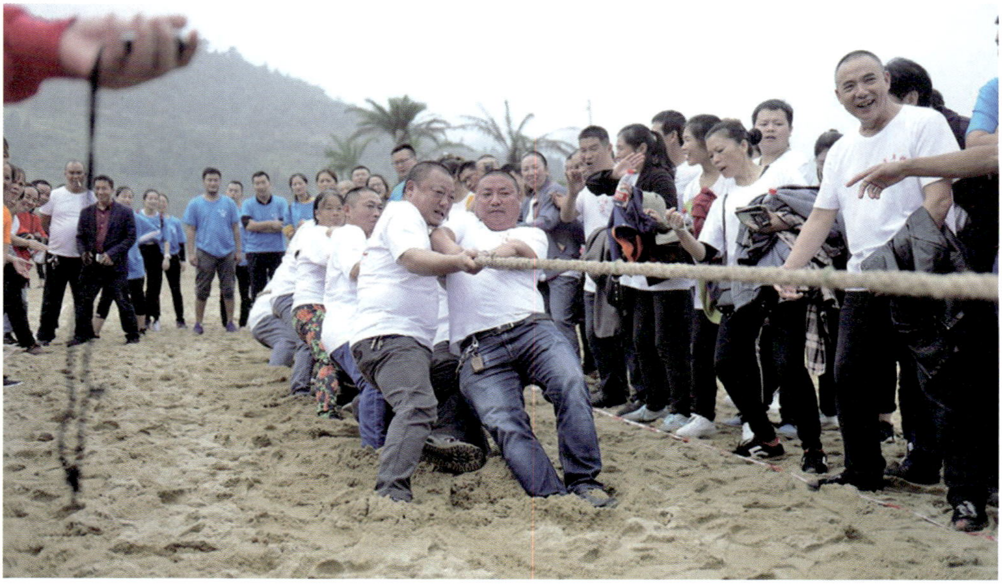

万盛经开区青年镇举办农民运动会场景

第三,全区公共体育设施和学校体育场地向公众全部免费或低收费开放,推行景区免费健身卡制度,方便群众休闲健身。

(三)重点发展体育赛事,展现城市运动风采

第一,立足万盛羽毛球、定向运动等优势竞技体育项目,深化国家羽毛球高水平体育后备人才基地、全国定向运动训练基地建设,组建重庆羽毛球二队即重庆万盛羽毛球队、万盛青少年定向运动队。

第二，万盛精心组织举办系列精彩体育赛事，着力将多项比赛打造成为品牌赛事，以品牌赛事展现城市风采、集聚城市人气、扩大城市知名度。

（四）促进市民科学健身，推动健康促进关口前移

第一，紧密结合群众需求，建立区、镇街、村（社区）三级全民健身服务网络体系，积极提供群众身边的健身指导，倡导科学健身理念，引导群众科学健身。截至2020年，万盛已建有体育社会组织552个，“好体育人”队伍达到78支，健身指导服务点128个，在社会体育指导员引导下，科学健身已经融入了大众健身生活，逐渐成为一种意识、一种健身方式、一种生活方式。

第二，建成国民体质监测中心和市民大健康服务中心，开展针对不同人群的体质测试，并依据个人体质状况提供有针对性的科学健身指导服务，提高科学健身质量和水平。

第三，建成重庆市首个运动医院——黑山谷国际运动医院，组织开展“国家级名医万盛行”大型义诊等活动，建设了一批健康驿站、健康长廊，免费为市民开具“运动处方”。

第四，大力宣传运动健身对“治未病”的重要作用，引导市民树立“运动健康投入1元、医疗支出减少10元、大病抢救减少100元”的观念，鼓励市民积极参与健身，前移健康促进关口。

（五）加快“体旅”融合发展，充分释放“体育+旅游”乘数效应

结合万盛实际，加快培育发展体育产业，全力建设国家体育产业示范基地。组建体育产业发展公司，设立2亿元的体育产业基金，成立重庆市首家体育产业研究院，打造体育产业众创空间、体育产业运动商城、体育产业工业园区，体育用品制造、咨询服务、场馆运营、赛事服务、体育培训、健身指导等体育产业快速发展。大力推进“体育+旅游”融合发展。以品牌景区为核心，建设体育旅游综合体，丰富体育旅游产品，打造体育旅游精品线路。多个体育旅游景区景点形成万盛旅游新的核心竞争力，有力促进了万盛全域旅游、乡村旅游蓬勃发展。

三、工作成效

(一)实现体育设施全域覆盖

通过全区上下的共同参与,万盛体育基础设施遍布城乡。2020年,万盛人均体育场地面积达到2.19平方米,高于全国及全市平均水平,广大市民出门就能休闲健身。

(二)实现体育事业蓬勃发展

2015至2020年,万盛培育出的运动员在中国羽毛球俱乐部甲级联赛、全国羽毛球后备人才基地羽毛球比赛、全国东西南北中羽毛球大赛、全国青少年定向锦标赛、亚洲青少年定向锦标赛等重大赛事中,获得第一名59项次、第二名29项次、第三名32项次等优异成绩。

(三)实现健康指标明显改善

实施全民健身战略以来,万盛经常性参加体育锻炼人数及国民体质测试合格率逐年上升,2019年,分别达到58.9%及94.3%,均高于全国及全市平均水平。高血糖、高血压、高血脂、高尿酸等慢性病发生率较2014年降低12%,成功创建为重庆市慢性病综合防控示范区,全区医保费用支出增幅从2014年的29.4%下降到了2019年的9.5%。“我运动、我健康、我幸福”成为万盛广大市民新的价值取向。

(四)实现社会经济效益提升

到万盛旅游的游客人数从2014年的852万人次增加到2017年的1806万人次,旅游总收入从42.6亿元增加到了91.2亿元,游客接待量、旅游总收入增速均为重庆市第一。2017年,万盛体育产业增加值占区GDP比重达3%,高于全国及全市平均水平。成功承办重庆市首届体育旅游产业发展大会,成为重庆市体育旅游产业发展大会永久会址。

专家点评

万盛经开区立足于"羽毛球之乡"及群众有运动习惯等区情实际，秉持"以人民为中心"的发展理念，在全国健康促进区的创建过程中，对发展体育事业给予强力的资金保障，围绕全民健身战略，通过大力配套体育设施、根植全民健身理念、重点举办体育竞技赛事、加大体旅融合发展等一系列措施，将万盛打造成为以运动健康闻名的活力之城。从成效上分析，一些影响市民的主要健康类指标明显改善，且高于重庆市及国家的平均水平，区内医保费用支出逐年下降，人民身体更加健康。万盛区的做法实事求是，因地施策，具有地方特色，体现了示范意义。

（点评专家：王春香）

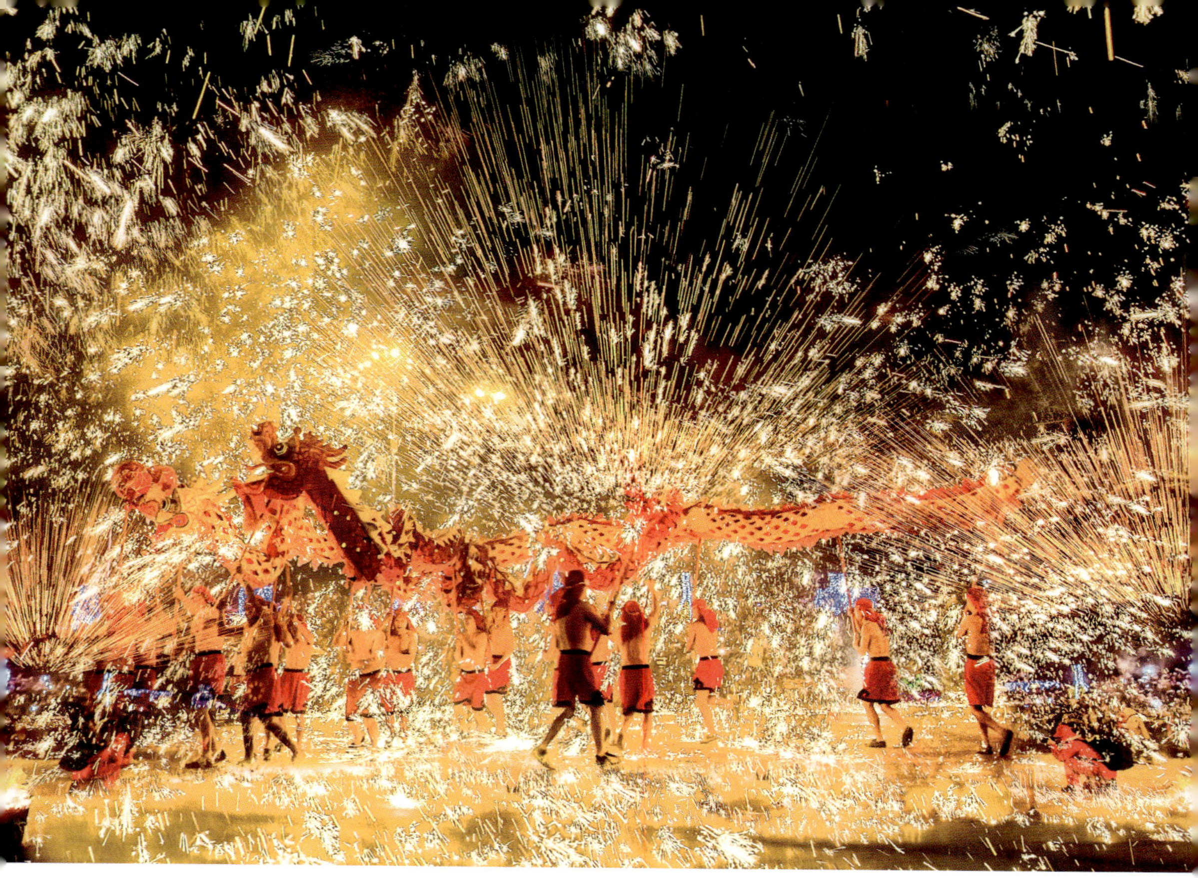

韵动龙乡，健康“铜”行

——铜梁区案例

案例概述

为扎实推进健康城市和健康县区建设工作，重庆市铜梁区坚持以人民健康为优先发展的战略目标，加快建设体育强区。铜梁区抓好顶层政策设计，科学配置公共体育资源，激发全民健身活力，深化体教融合，健全赛事体系，优化产业体系，推进全民健身与全民健康、体育产业与体育事业深度融合，构建起高水平的全民健身公共服务体系，以更好地满足人民群众对美好生活的向往。

一、背景介绍

生命在于运动，运动需要科学。世界卫生组织发布的数据表明，影响健康的60%以上的因素是行为和生活方式，体育运动是健康生活方式的重要内容，体育锻炼可以促进人的身体健康，提高生命质量，减少医疗开支，是实现全民健康最积极、最有效也是最经济的手段。我国高度重视体育活动在增强体质、提高健康水平中的重要作用，先后颁发实施《全民健身计划纲要》《中共中央　国务院关于加强青少年体育增强青少年体质的意见》《“健康中国2030”规划纲要》等文件，铜梁区委、区政府对开展体育活动、倡导全民健身新时尚、推进健康铜梁建设作出了明确部署。同时，动员各方共同参与，普及全民健身知识，提高人民群众体育健身意识，促进全民健康更高水平发展。

二、主要做法

（一）抓好顶层政策设计，探索高质量发展新模式

1. 高质量谋划发展

紧扣打造现代化体育强区目标，出台《铜梁区体育发展“十四五”规划（2021—2025年）》等具有前瞻性和落地性的重要文件，对文化旅游体育产业高质量发展具有指导意义。将体育建设需求与相关工作指标挂钩，建立考核办法，以真督查倒逼真抓实干，稳步推进体育强区创建工作。

2. 市区联动助力发展

重庆市体育局、铜梁区人民政府签订全面推进铜梁区体育事业高质量发展战略合作框架协议，以加快建设体育强市为目标，共同探索构建全面促进铜梁区体育事业高质量发展新模式，推动群众体育、竞技体育、青少年体育和体育产业发展迈上快车道。

3. 扎实推进安全发展

对全区体育场所开展不间断监督检查，形成责任链条和工作合力。重点抓好重要节点安全保障，扎实推进安全生产专项整治三年行动，确保全区体育行业健康安全平稳有序发展。

(二)加快体育设施建设,科学配置公共体育资源

1. 做强健身设施网络

打造城市社区“10分钟健身圈”、农村“15分钟健身圈”,整合各类体育社会组织资源,充分发挥铜梁区体育总会的龙头作用,统筹协调各体育社会组织向镇(街道)延伸,完善区、镇(街道)、村(社区)三级全民健身组织网络,实现所有社区和中心村体育健身设施全覆盖。

2. 做精基础工程项目

推进虎峰体育公园、西河全民健身中心、水口镇健身步道(登山步道、骑行道)、石鱼镇健身步道(登山步道)等13个体育项目建设,项目总投资6亿元。完成全民健身中心、铜梁龙体育场改造升级。

3. 做优户外运动目的地

制定《铜梁区打造户外运动目的地实施方案》,充分利用玄天湖、巴岳山、涪江等自然资源和安居古城、少云故里等人文资源,打造丛林越野、龙舟、马拉松等户外运动。积极争创市级户外运动体育旅游示范区。

(三)激发群众活力,打造全民健身品牌活动

1. 群众体育活动多样办

开展全民健身日、全民健身月、第十六届中小学生(青少年)足球联赛等群众体育活动。积极组织城乡居民参加体育健身和体育竞赛活动,实现“周周有活动、月月有赛事、季季有大赛、全年都精彩”。

2. 群众体育活动全覆盖

广泛开展体育“进机关、进学校、进企业、进社区、进农村”的“五进”活动,依托并指导各区级协会完成年度群众体育活动计划内的比赛、联赛、表演、展示等大型体育活动,全民健身实现普及化、全年化、全域化。

（四）深化体育融合，加快体育后备人才培养

1. 夯实竞技体育发展基础

鼓励实施学生课外体育活动，着力保障学生每天校内、校外各1小时体育活动时间，帮助青少年掌握1—2项终身受益的体育运动技能。组建校园田径、篮球、足球、排球、柔道、摔跤、舞龙等17个项目运动队，常态化开展训练，提升青少年体育服务水平和能力。

2. 持续深化体教融合

铜梁区体育局与重庆市体校签订深化合作协议，在铜梁建立体育人才培训基地，加强13个重点项目训练基地919名青少年体育训练。出台《铜梁区深化体教融合促进青少年健康发展的实施意见》，从青少年体育后备人才选才标准、选才办法、项目布局、政策扶持、师资配备等方面形成了高质量、成体系、有特色、可闭环的政策配套文件。2023年，组队参加市级及以上竞技体育比赛28场，夺得金牌24枚、银牌14枚、铜牌24枚。

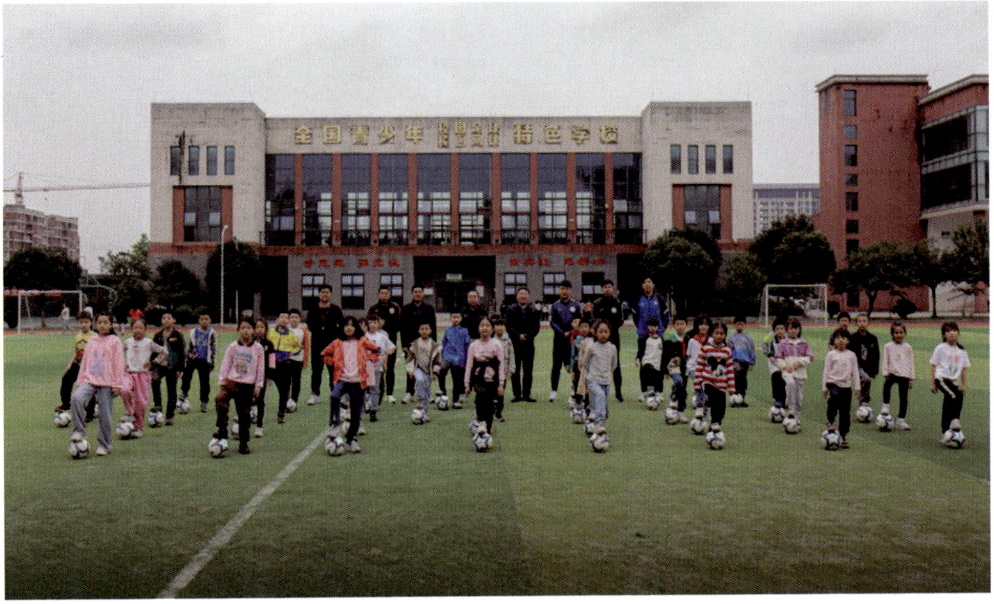

青少年训练基地

(五)健全赛事体系,扩大体育品牌赛事影响力

1. 建设全民健身赛事活动体系

广泛开展全民健身主题系列活动,积极组织区运动会、全民健身运动会、老年人运动会等赛事活动。依托单项协会,开展区篮球职工联赛、区足球职工联赛、健身气功职工联赛等多个项目业余联赛,持续提高办赛质量,指导镇街举办一批精品社区运动会、农民运动会,丰富全民健身活动的内容和形式。

2. 培育"一地多品"体育赛事

坚持推动"一地一品"向"一地多品"发展的思路,打造传统品牌赛事,"以赛为媒、以赛促动"。举办2023重庆铜梁龙马拉松、2023年中华龙狮大赛(重庆铜梁站)等品牌赛事,承接重庆市柔道冠军赛、橄榄球冠军赛等市级比赛,组织开展青少年足球、篮球联赛和田径、羽毛球、乒乓球等单项比赛。

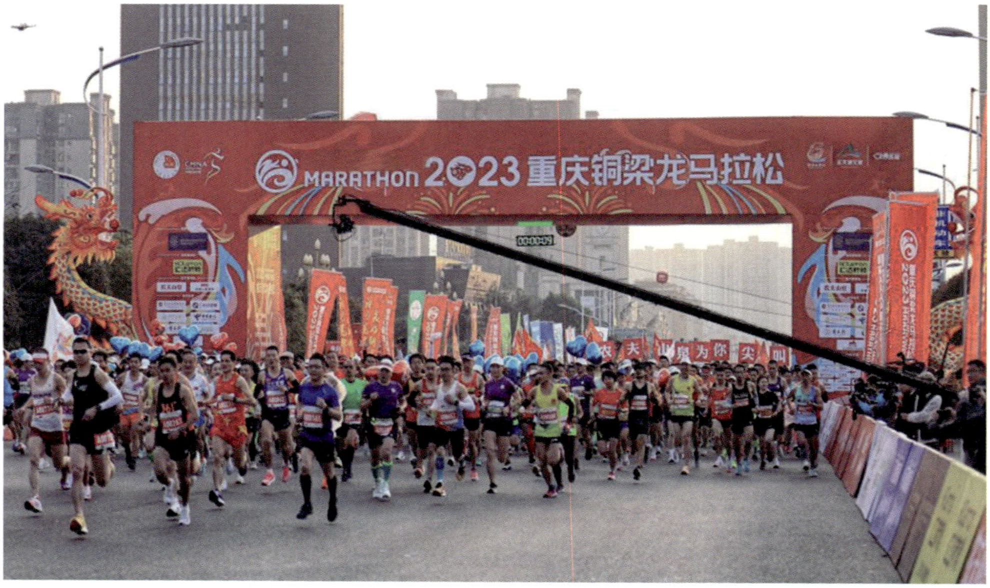

举办2023重庆铜梁龙马拉松赛事

3. 引进国家级、市级高端赛事

从国家体育总局、全国性单项体育协会、重庆市体育局引入6项赛事,其中国家级赛事4项,市级赛事2项。

(六)优化产业体系,共建体育文化新名片

1. 延展"铜梁龙"体育文化符号

依托铜梁特色赛事活动、"铜梁龙"文化符号,将"铜梁龙"文化与体育品牌赛事有机结合,创新和发掘舞狮运动的文化底蕴,联动微信、抖音等平台,常态化开展全民健身宣传报道,打造"铜梁龙"体育文化名片。

2. 形成"体育+"产业聚集

以"足球+文旅"为例,球迷在铜梁区看球时,可就近观看《追梦·铜梁龙》非遗山水实景剧演出,参与端午龙舟会、"一镇一主题"节会,形成互融共促效应,"周末到铜梁"品牌持续唱响。

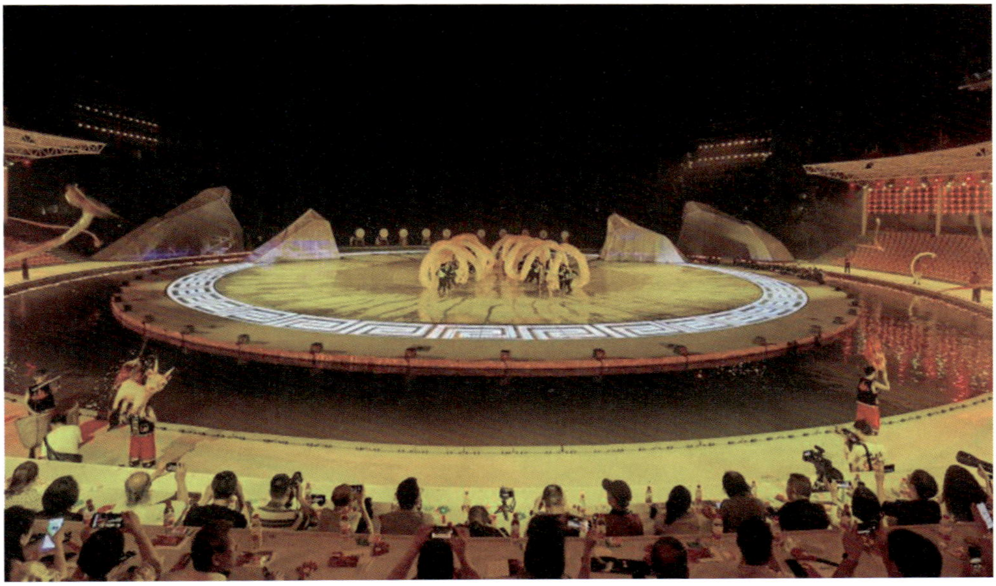

《追梦·铜梁龙》非遗山水实景剧

三、工作成效

(一)夯实根基,体育基础设施覆盖完成

统筹推进城市社区"10分钟健身圈"、农村"15分钟健身圈"建设。2023年,全面完成333个村(社区)体育设施全覆盖建设,配建和维护室外健身器材2000余件;

公共体育设施总面积达209.85万平方米,人均体育场地面积达3.05平方米,免费开放率100%;区运动场提质改造全面完成;足球训练基地破土动工,总投资2亿元,占地面积4.5万平方米;虎峰体育公园开工建设,总投资2756万元,覆盖人群1.8万人,占地面积150亩。配备血压血糖测量等自助健康检测设备,同时配备乒乓球台、跑步机等运动健身设施,打造集预防、保健、医疗、康复、健康教育为一体的健康驿站。

(二)立足民生,全民健身事业蓬勃发展

2023年,铜梁区共举办全民健身运动会、全民健身日活动等群众体育活动50余场次,参与群众5万人次。开展国民体质流动监测,覆盖28个镇街,国民体质监测合格率93%。组织开展"好体育人"志愿服务活动100余场次,惠及群众2万余人次,全民健身促全民健康成果显著。

(三)人才培植,竞技体育实力不断提升

2023年,在对全区体育教师、体育从业者情况进行摸底后,铜梁区形成《竞技体育发展意见》《足球发展意见》。建立小学、初中、高中一条龙人才培养体系,制定《铜梁区"体教融合"优秀体育后备人才选材标准(2023年版)》,在10所城区学校布局16个项目区体校训练基地,集中选拔优秀体育后备人才268人。以13个重点项目训练基地为抓手,积极推进体教融合,青少年足球、篮球、网球、摔跤等培训工作取得质的突破。向重庆市体校输送试训运动员3名,参加市级及以上比赛获得金牌15枚、银牌7枚、铜牌19枚。

(四)聚焦职业,男子足球实现零的突破

在市级赛区组委会领导下成立区级管理团队,注重培养本土球员和年轻队员,成立重庆铜梁龙足球俱乐部,重庆籍球员占70%以上。代表重庆市参加2022年中冠联赛和2023年中乙联赛、足协杯比赛,顺利闯进足协杯8强。以15胜3平3负积48分的成绩,提前三轮成功冲甲、提前二轮夺冠。央视五套、人民网等10余家中央和市级主流媒体实地报道,超1000万名网民参与直播,粉丝量破10万人,场均观众超8000人且居中乙最高,成为中字号职业联赛"现象级"俱乐部。

（五）品牌打造，体育赛事体系走向品牌化

持续扩大“铜梁龙”品牌效应，成功创建“中国龙狮运动名城”，将“铜梁龙”与体育精品赛事、体育文化产品、体育对外交流相结合；组建铜梁竞技舞龙队，受邀赴保加利亚和中国香港展演，并助力中俄青少年运动会开幕式，参加全国性各类比赛，实现两年19块金牌的历史最好成绩，为活力龙乡再添一彩。

（六）守正创新，体育产业发展再创新高

深入贯彻落实成渝地区双城经济圈建设国家战略，以备战第十五届全运会为核心，积极探索“开放办体育”新路径。2022年，举行“韵动龙乡·活力之夜”铜梁区文化体育旅游展演周，举行中冠联赛第二现场直播活动等，吸引了市内外球迷5000余人次现场观赛，有效带动了全区夜间经济、周末旅游和球迷经济发展。2022年，全区体育彩票销售额1.4亿元，同比增长0.81亿元，增幅137.29%，增幅全市第一，创造了铜梁区体育彩票的历史最高销售纪录，首次销量超过福彩。助力重庆玄天湖文化旅游开发有限公司、重庆市铜梁区龙文化传媒有限公司获评重庆市体育产业示范单位。

专家点评

推进健康城市和健康县区建设工作，是落实健康中国战略的重要举措。铜梁区抓好顶层政策设计，加强政策支持，科学配置公共体育资源，加强基础设施建设，管理和维护体育设施与健康服务设施，打造全民健身品牌活动，加快体育后备人才培养，加强活动组织宣传，激发全民健身活力，注重创新发展新技术、新理念等，深化体教融合，健全赛事体系，优化产业体系，推进全民健身与全民健康、体育产业与体育事业深度融合，构建起高水平的全民健身公共服务体系，有效地提高体育和健康服务的质量与效率，为建设健康铜梁进行了有意义的探索和实践。

（点评专家：杨庆华）

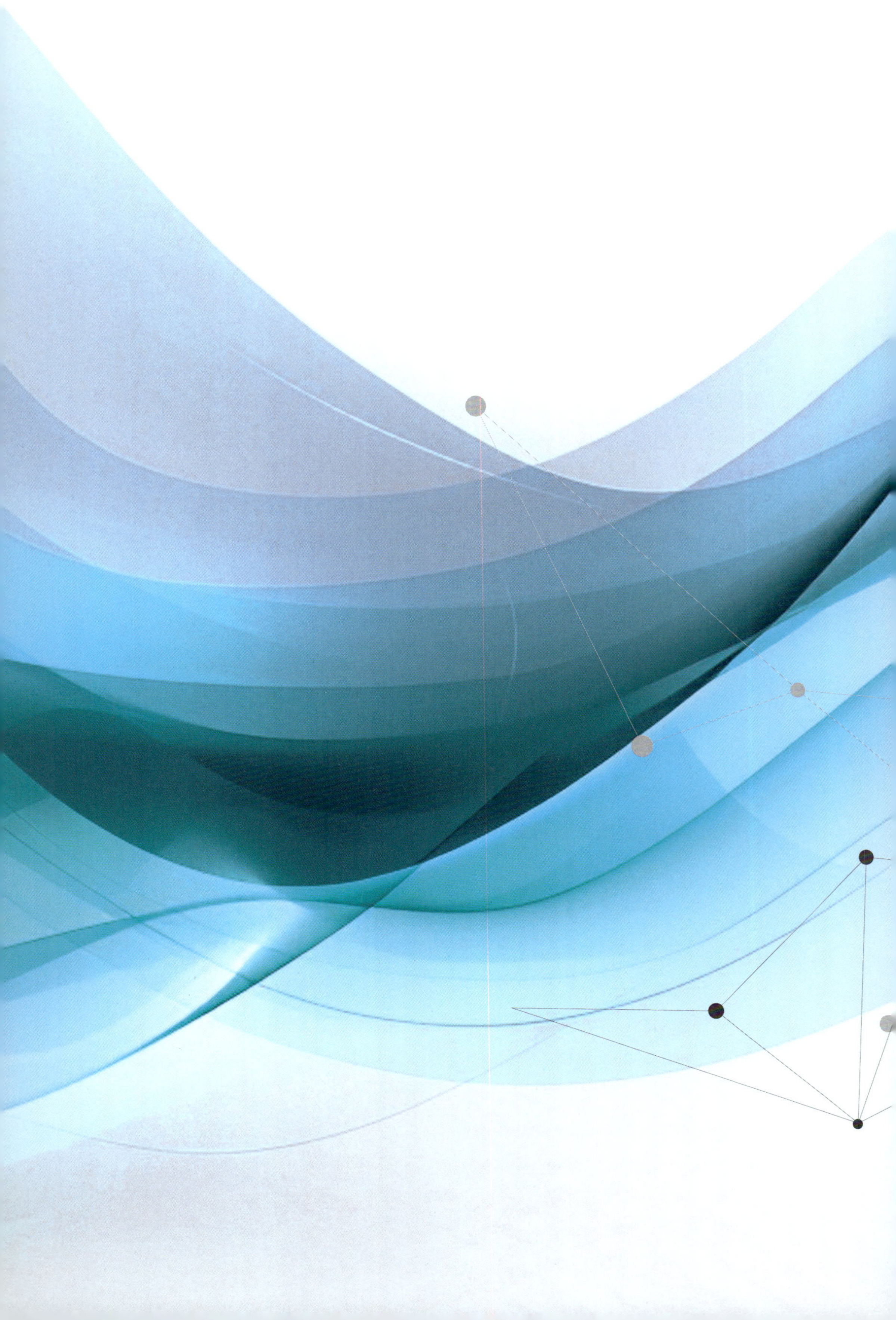

提升健康素养

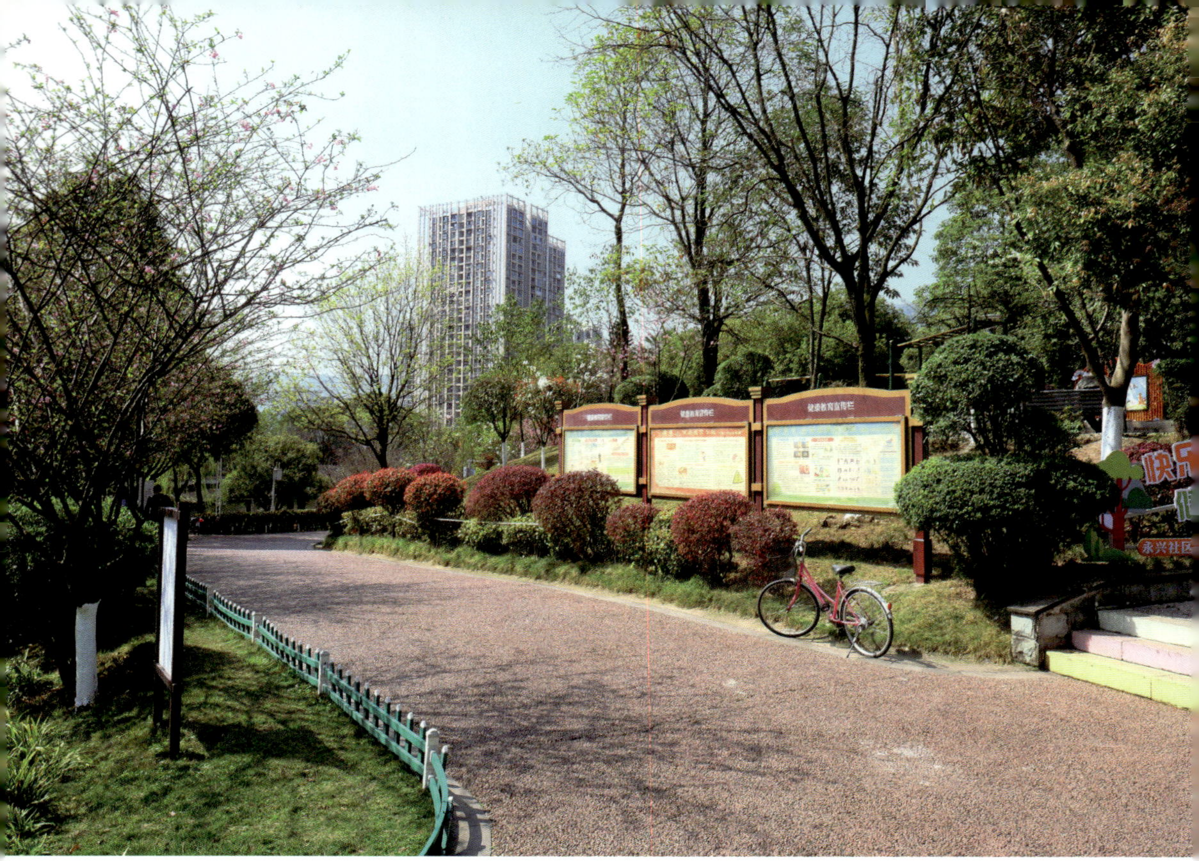

开展健康知识科普，提升居民健康素养

——开州区案例

案例概述

开州区在持续推动健康促进工作上，将健康中国重庆行动中的十五项专项行动之一——健康知识普及行动作为出发点，打破传统、拓展思维，多形式、多途径地开展健康知识普及，把健康服务的关口前移，从预防的角度出发，通过健康知识科普潜移默化地改变群众不健康的行为习惯，有效提升其健康素养，在全社会加快形成更加健康、文明、科学的生活方式，实现“以治病为中心”向“以人民健康为中心”的转变。

一、背景介绍

人民健康是社会文明进步的基础，是民族昌盛和国家富强的重要标志，也是广大人民群众的共同追求。随着工业化、城镇化、人口老龄化发展及生态环境、生活行为方式的变化，慢性非传染性疾病已成为居民的主要死亡原因和疾病负担；同时，肝炎、结核病、艾滋病等重大传染病防控形势依然严峻，精神卫生、职业健康、地方病等问题不容忽视，重大安全生产事故和交通事故时有发生。党的十八大以来，党中央把维护人民健康摆在更加突出的位置，2016年，全国卫生与健康大会在北京召开，大会确立了新时代卫生与健康工作方针。同年，中共中央、国务院印发《“健康中国2030”规划纲要》，发出建设健康中国的强有力号召。

要实现“以治病为中心”向“以人民健康为中心”的转变，关键在于预防。现阶段群众“防病”意识不强，也缺乏预防疾病的知识和方法。因此，健康知识普及是健康促进工作的第一要务，也是提高全民健康水平最根本、最经济、最有效的措施之一。为积极应对当前突出的健康问题，开州区采取有效干预措施，推动健康服务关口前移，努力使群众不生病、少生病，使其提高生活质量，延长健康寿命。

二、主要做法

（一）与媒体联手开展健康教育

开州区疾病预防控制中心每年与区融媒体中心签订合作协议，在开州电视台、开州手机报、“开州发布”微信公众号、“帅开州”APP、“开州融媒体中心”抖音号和视频号等区内官方主流媒体每天发布健康科普知识。

1. 电视栏目

制作《健康开州》电视专栏节目，分设《健康视点》《健康有道》《健康贴士》三个子栏目，进行健康知识、疫情防控、先进典型等深度报道，每周在开州电视台综合频道、开州电视台生活频道定期播出。

2. 开设专栏

在“帅开州”APP、开州手机报、“开州融媒体中心”抖音号和视频号开设专栏，宣传卫生健康工作与健康知识，其中开州手机报每天为20余万手机用户发送一条健康知识。

3. 开州发布

“开州发布”为区政府官方微信公众号,关注量103623人,每天发布的消息底部均设置一个健康小贴士,用于推送健康相关知识。

4. 公益字幕

制作健康卫生、疫情防控、重大卫生节日等公益性标语,以字幕形式在电视新闻等节目中滚动播放。

5. 网络直播

每年进行1次重大活动的网络直播。

(二)与交通部门联手开展健康教育

在开州区最为繁忙的8条公交线路共83辆公交车上投放宣传视频,每辆车每天滚动播放约30次,并在车内吊环上印制健康素养知识,既减少了乘客乘车时使用手机等电子产品的时间,同时也达到了健康知识科普的作用。市民乘车距离只要达到3站以上,就至少会观看到1次健康知识视频。

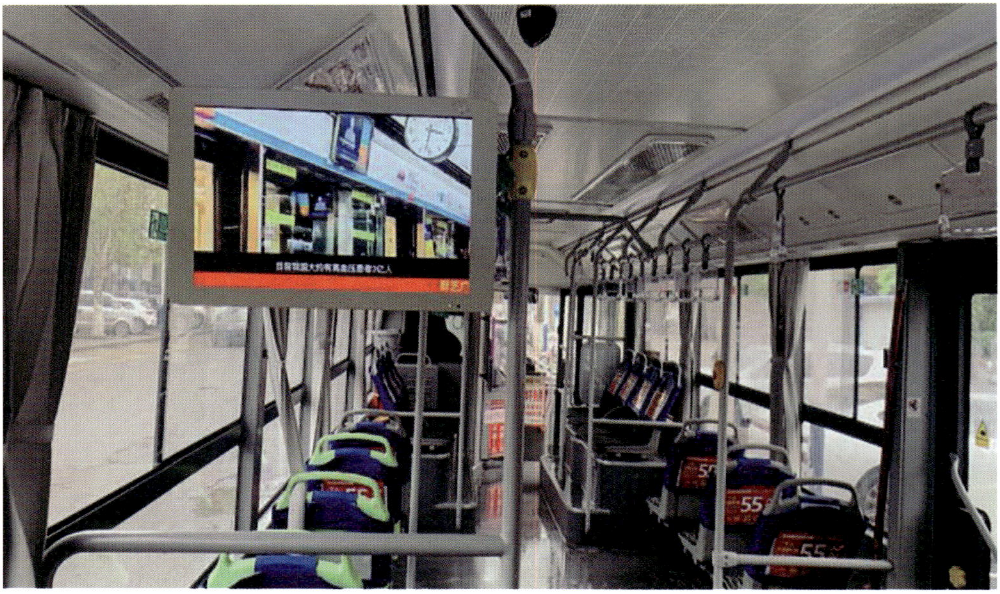

开州公交移动电视

(三)与教委协作加强学生健康教育

在健康促进学校建设的过程中,号召学校加大健康知识普及力度,扎实开展学校健康教育“三个一”,即每个班级每周集体组织学生至少收看1次健康教育视频、放学时学校户外LED屏至少播放1条健康教育视频、向每个班级家长群每周至少推送1条健康教育内容。

(四)继续做好传统媒体健康科普宣传

《开州健康教育》由区疾控中心主编,于1996年创办,主要内容包括:《近期卫生健康大事件》《卫生相关法律法规》《卫生综合信息》《防病治病》《养生保健》等栏目,每两月1期,向全区群众免费发放,持续做好传统媒体的健康科普宣传。

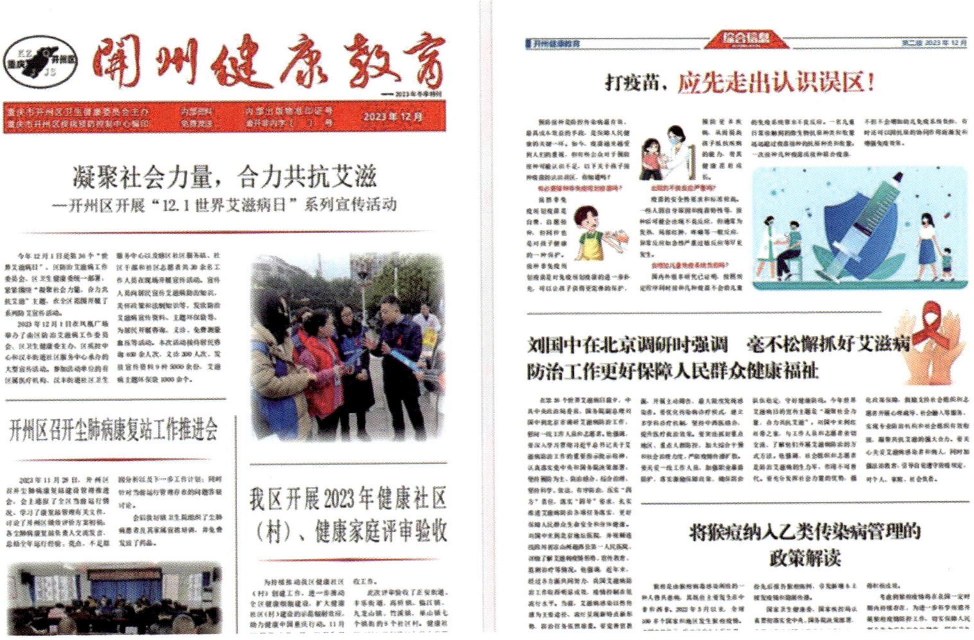
开州健康教育
2023年12月
凝聚社会力量,合力共抗艾滋
—开州区开展“12.1世界艾滋病日”系列宣传活动
开州区召开尘肺病康复站工作推进会
我区开展2023年健康社区(村)、健康家庭评审验收
综合信息
打疫苗,应先走出认识误区!
刘国中在北京调研时强调 毫不松懈抓好艾滋病防治工作更好保障人民群众健康福祉
将猴痘纳入乙类传染病管理的政策解读

《开州健康教育》

(五)“健康中国开州行动”专题访谈节目

构建全媒体健康科普知识发布和传播机制,邀请区级医疗卫生机构专家围绕疾病预防、健康促进两大核心,广泛宣传十五项专项行动,大力推进健康知识普及,引导群众养成良好的行为和生活方式,不断提高全区居民健康素养水平。

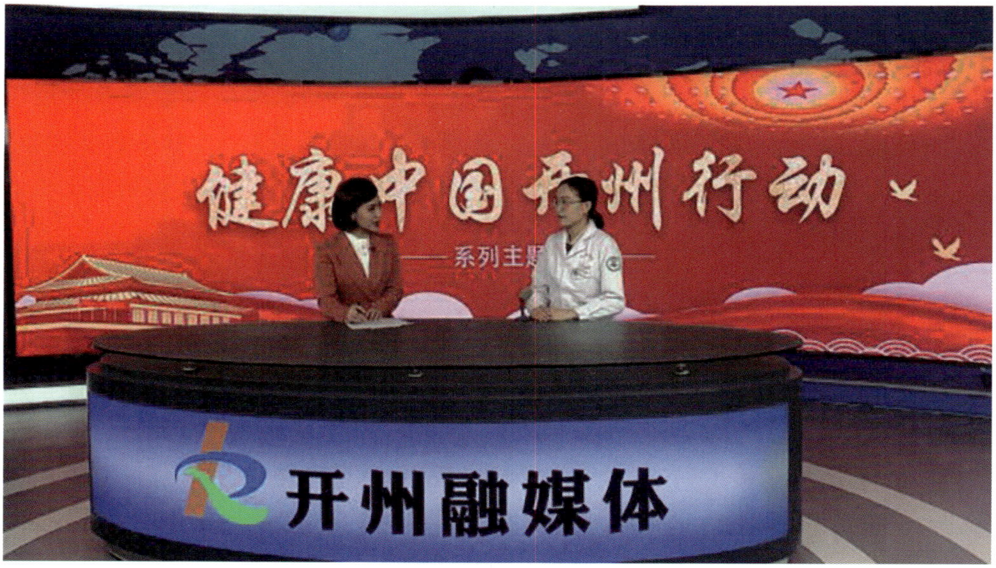

健康中国开州行动专题访谈节目

三、工作成效

（一）宣传平台的拓宽增加了受益人群

宣传资料、宣传专栏、固定的音响播放设备作为传统宣传载体，在新媒体时代渐渐失去影响力、吸引力，微信公众号、抖音等新媒体逐渐演变为具有重要影响力的信息传播平台。多样化的健康传播渠道及形式更容易让群众主动接受健康知识。例如“开州发布”“开州融媒体”的关注量接近26万人，区疾控中心每天推送的健康知识可以发送给26万用户，经转发，浏览量还可增至数倍，其成本效益远胜于纸质宣传材料。

（二）宣传形式的多元化增加了宣传效果

同样的内容，用视频展现比用语言宣传的效果好；报纸的排版结构比单张宣传单的效果好；给孩子们灌输健康知识，让他们回家说与父母比直接给成年人宣传的效果好。采用多部门、多途径、多形式的科普宣传，多元化打造不同受众的科普方式，形成以点带面、辐射带动效应，让更多的居民群众接受到科学及时的健康资讯，自觉养成文明健康生活方式，极大地提升了宣传质效。

专家点评

开州区位于重庆市东北部，为国家级健康促进区。该区大力推进健康知识普及行动，创新工作方式，将健康服务的关口前移，加大健康教育和健康宣传力度，在继续保留传统宣传教育阵地的基础上，充分利用电视、手机APP、微信公众号、抖音等新媒体平台，与交通、教育等部门联动，强化健康宣传和健康教育，起到了较好的健康宣传教育效果，有效提升了居民健康素养水平。

（点评专家：刘亮晴）

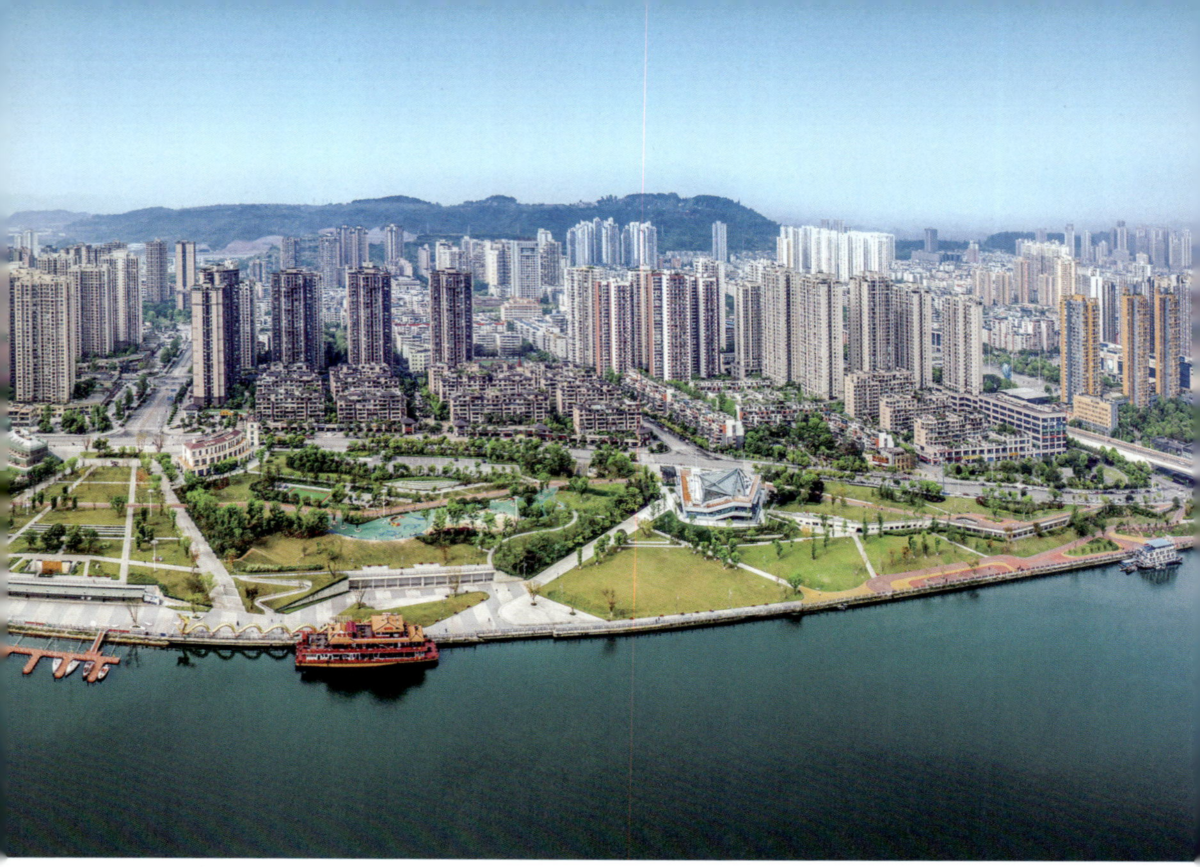

提升全民健康素养水平，共享健康合川美好生活

——合川区案例

案例概述

为扎实推进健康城市建设试点工作、全国健康促进区创建工作，科学、规范、有效地开展健康促进工作，建立政府主导、部门合作、全社会参与的全民健康素养促进长效机制和工作体系，重庆市合川区深入实施全民健康素养促进行动，以群众健康需求为导向，围绕“三个精准”，做优“三项行动”，切实提升全民健康素养水平，为老百姓营造了“健康合川”美好生活。

一、背景介绍

合川区位于重庆西北部，辖区面积2344平方千米，辖30个镇街，常住人口123.4万人，城镇常住人口80.2万人、城镇化率65%。是重庆规划建设的区域性中心城市，被称为“东方麦加城，上帝折鞭处”。近年来，合川区委、区政府始终坚持把人民健康放在优先发展的战略地位，紧紧围绕“健康合川”建设，以人民健康为中心，努力为全区人民提供全方位、全周期的健康服务。在全区上下的共同努力下，先后成功创建国家卫生城区、国家卫生应急综合示范县区、国家慢性病综合防控示范区、全国基层中医药先进单位、全国无偿献血先进城市、全国妇幼健康优质服务示范区等。

二、主要做法

强化健康科普平台建设，摆脱传统说教的传播方式，以参与、体验、互动的辅助性展示手段，围绕“三个精准”，激发公众的兴趣，在寓教于乐中让老百姓获取健康知识。

（一）因人制宜，健康传播内容精准

根据健康素养水平现状，结合辖区不同人群的教育背景、实际需求与人们的接受程度，开发健康科普宣传资料，突出科学性与权威性。

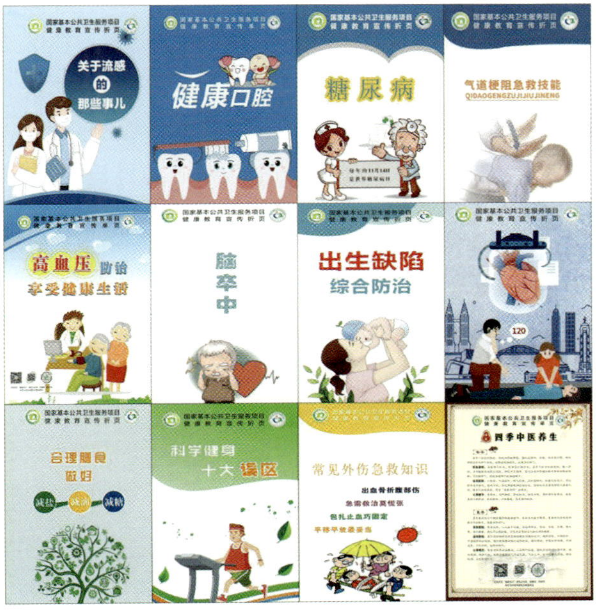

标准化的健康科普资料

1. 资料开发有团队

以区疾控中心、区妇幼保健院、区卫生应急中心、区健康教育与信息管理中心四大专业机构为主,以区人民医院、区中医院、区中西医结合医院三大区直龙头单位为辅,建立健康科普资料开发专业团队。

2. 宣传内容有重点

以“重点人群养生保健、重点疾病预防治疗、重点公众主题宣传活动、重点健康生活方式养成”为切入点,建立了区级电子健康传播资料库,每年开发制定针对不同人群的健康传播内容30余种,并分享至辖区部门镇街。以当下流行的“抖音”风格制作了“要运动 别被动”“科学健身 马上行动”等微视频,下发至各基层医疗机构播放。

(二)因地制宜,健康传播人员精准传播健康知识

健康传播者是健康内容传播的组织者及发布者,其提供的信息科学与否,将直接关系到受众的生命健康。合川区根据不同领域人群需求,因地制宜培育了三支健康知识传播队伍,有的放矢地传播健康知识。

1. 建好专业工作队

以医疗卫生服务机构为主体,组建具备“三个素养”的健康巡讲专家库。一是巡讲专家具有较强的专业水平和较丰富的工作经验,擅长1—2个专业学科,具备医学素养;二是巡讲课件内容通俗易懂,信息准确严谨,具备科学性;三是鼓励并帮助巡讲专家通过互联网、微信公众号等媒介成立专属工作室。截至2023年,区级健康巡讲专家库已吸纳专家80余人,巡讲覆盖辖区学校、机关、企业、社区、农村等五类重点场所。

2. 建好业余宣讲队

前移健康教育与促进关口至社区,在各镇街招募了一批以基层计生专干、村社网格长、退休医务人员、教师和老党员等为主体,能够对家庭和社区健康教育、健康生活起指导作用的“健康指导员”,通过对其进行系统培训,从而对社区居民进行有效的健康干预。

3. 建好志愿服务队

依托红十字会无偿献血志愿者团队、文明城区创建志愿者团队、城区“坝坝舞”团队等,成立健康教育志愿者组织,在重要节日、纪念日,志愿者通过三句半、快板歌、“无烟多精彩”广场舞等群众喜闻乐见的方式开展健康教育宣传活动。

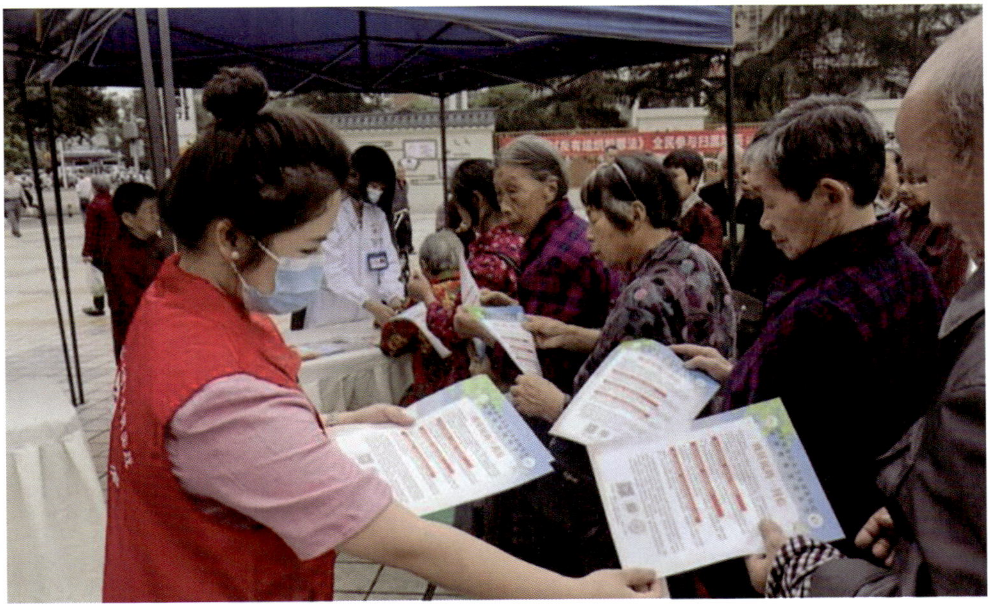

志愿者在咨询活动中向群众发放健康知识折页

(三)靶向宣传,健康传播形式精准

以视觉冲击、听觉强调、触觉参与的形式,倡导多感官宣传,开展健康知识传播。

1. 外部环境有画面

确保户外大型LED屏、建筑围墙、健康主题公园、健身步道等有健康理念倡导标语,倡导辖区机关食堂、酒店、餐馆桌面有健康素养核心知识桌牌,确保公共区域有统一制作的健康知识宣传栏,利用公交车车身广告、公交车站台广告、电梯广告、电视台滚动字幕、健康教育资料取阅架等进行健康知识传播,形成外部环境"一张网"格局。

2. 内部宣传有声音

通过广播、手机彩铃、手机短信等形式有声播放基本健康知识,让居民足不出户也能接触健康知识,农村居民尤为受益。

3. 搭建平台促参与

一是搭建健康素养知识竞答平台。竞赛内容以《中国公民健康素养——基本知识与技能释义(2015年版)》《国家基本公共卫生服务规范(第三版)》为主,答题者

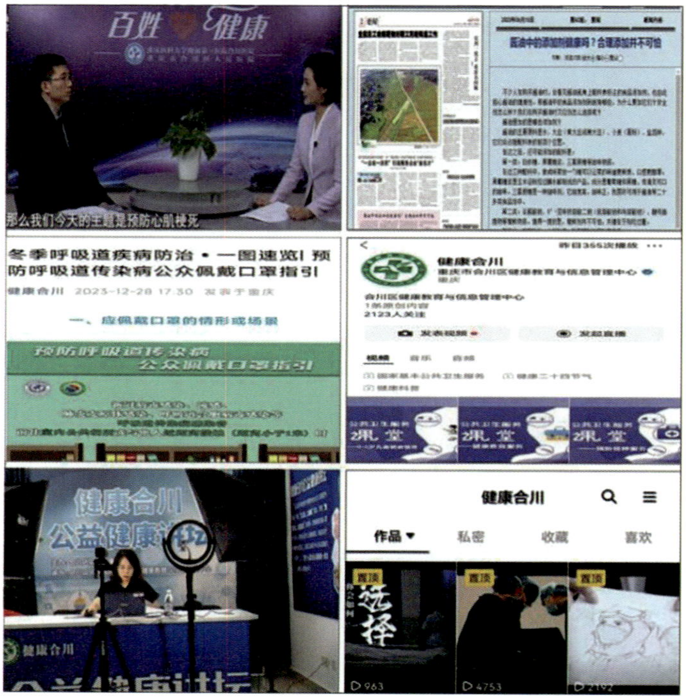

一报两台三新媒体健康知识传播平台

进入微信答题界面进行有奖答题，并参与抢红包环节。因活动形式新颖，答题平台开放前3日便吸引了2万余人次参与，最终完成答题人数达3.8万余人。后台数据统计分析表明，通过两年的健康知识竞答活动，知识点传播数达到了23万余次。同时，为进一步提升居民获取健康知识的主动性，在活动结束后，活动组委会还对答题总分前5名的居民颁发了“健康达人”荣誉证书。二是搭建受众与传播者的沟通平台。通过“合川发布”微信公众号、合川手机台APP，定期收集公众需要了解的健康知识点，在《合川报》卫生健康专刊刊登公众感兴趣的健康知识。同时，创建“健康合川”四大品牌，主要包括“健康合川”微信公众号、“健康合川”抖音号、“健康合川”微信直播、“健康合川”视频号等接地气的健康知识传播平台，邀请区级权威医疗专家对公众感兴趣的健康知识进行讲解，把受众最想要、传者最想传播的内容进行精准推送。

(四)突出重点，推行健康生活方式

为培养及带动更多的健康人群，通过打造健康环境、推进全民健身、培育健康细胞等三项行动，强化群众健康生活方式养成。

1. 打造健康环境，环境更舒适

通过开展“蓝天护卫行动”、农村环境卫生综合整治行动、三江生态环境保护行动，实行“河长巡河”、“农村厕所革命”、“绿色矿山”建设、“无烟单位”创建等措施，大力改善了人居环境。

2. 推进全民健身，运动更常态化

一是体育赛事引领。组织承办了全国中老年篮球比赛、全民健身运动会、国际龙舟赛等大型赛事活动，参与活动人数达到数万人。同时，大力发展青少年竞赛运动，抓住青年群体的关注热点，组织开展了一系列高规格的青少年比赛。在全区教育系统组织开展了中小学生篮球、足球、田径、跆拳道、柔道等比赛活动，广大中小学生积极参与，热情高涨。二是推动全民健身。向全区群众发起强身健体的总动员，精心组织开展了全民健身日健步走活动。由"合川跑团"公益组织进行带动，选择滨江路及钓鱼城为定向健步走活动线路，每年开展定向健步走活动，让群众既锻炼了身体，又领略了合川的美丽风光。

3. 培育健康细胞，人群更健康

按照"以点带面、整体推进"方针，组织实施了健康村、社区、家庭、单位、企业、学校、主题公园、步道等8项健康细胞工程项目。机关方面，全面落实工间操制度，每年开展职工健康体检，强化卫生应急救护培训广覆盖。学校方面，落实"三个一"（每天1小时户外体育锻炼、每两周1学时健康教育课，每学期1次健康主题活动）健康素养提升行动。医院方面，大力开展美丽医院建设，全面实施健康服务环境整治提升行动，全力推进基本公共卫生和家庭医生签约服务。企业方面，以职业防护为重点，促进安全生产，落实职工体检制度，打造体育锻炼场所，构建健康工作环境。社区（村）方面，增设锻炼场所、图书阅览室，组建广场舞、健步走、秧歌队等业余团体以丰富健康生活。比如，盐溪桥社区的"学习型社区"、沙坪社区的"妇女之家"、濮湖社区和东津沱社区的"社区养老院"等，都深受百姓喜爱。

三、工作成效

（一）健康素养水平显著提升

通过实施全民健康素养促进行动，全区居民健康素养水平显著提升，比建设之初提升122%；群众对健康促进区建设的知晓率达76.26%，对健康素养知识的知晓率达76.54%。

(二)人民群众获得感显著提高

截至2023年,全区人均期望寿命为79.69岁,各项健康指标明显改善,进一步增强了老百姓的健康获得感。

专家点评

健康素养促进是“健康中国”战略的重要内容。健康素养是指个人获取和理解健康信息,并运用这些信息维护和促进自身健康的能力。公民健康素养包括三方面内容:基本知识和理念、健康生活方式与行为、基本技能。合川区紧紧围绕健康素养概念和要求,在提升全区居民健康素养水平上下功夫、想办法,从传播什么、谁来传播、怎样传播等方面,不断优化完善,让健康素养水平提升成了看得见、摸得着、感受得到的实实在在的工作。

(点评专家:何于一)

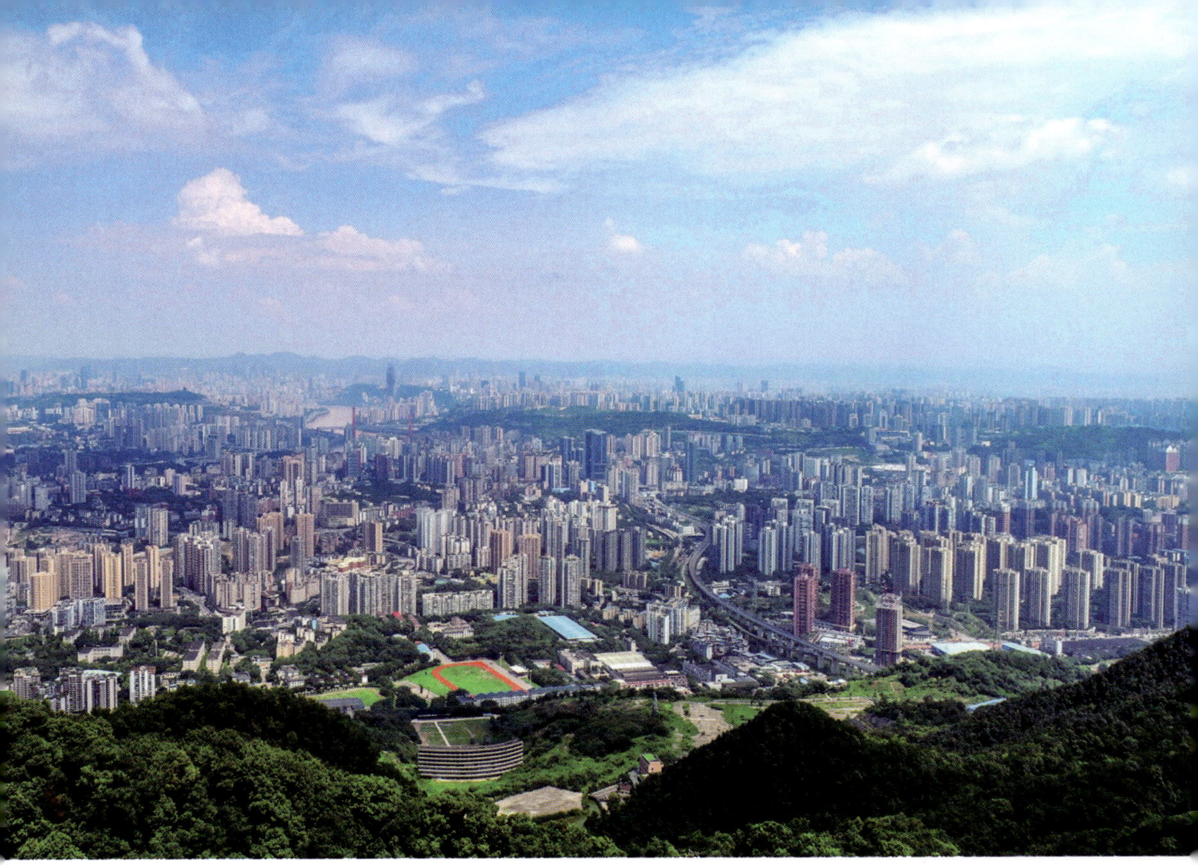

实施“五个一”行动，做到惠民有感，持续提升全区城乡居民健康素养水平

——沙坪坝区案例

案例概述

因势而为，抓住创卫契机，紧紧围绕巩固国家卫生区和建设健康区中心任务，整合人财物、聚焦重难点，以健康科普基地、健康场所为载体，发挥新媒体优势，在全区推行健康素养“五个一”行动，包括读一本《健康素养66条》、听一次健康素养讲座、看一次健康素养视频、设一块健康素养专栏、做一次健康素养测试，逐步提升辖区居民健康素养水平，真正做到惠民有感。

一、背景介绍

2017年沙坪坝区成功创建国家卫生区,2022年通过健康区市级技术评估。在建设健康区之初,沙坪坝区居民健康素养水平仅为23.59%。根据监测数据,沙坪坝区工人、农民、老年人的健康素养水平相对较低。结合流动人口较多的实际情况,沙坪坝区重点针对工人、农民、老年人等人群,以专业机构为核心,以医疗卫生机构为骨干,以镇街村居、学校、机关、企事业单位为基础的健康教育工作网络,开展多种形式的健康知识普及活动,提升居民健康素养水平。

二、主要做法

沙坪坝区坚持政府领导、镇街属地管理与部门行业主管、全社会参与的原则,紧紧围绕巩固国家卫生区和建设健康区中心任务,整合人财物、聚焦重难点,以健康科普基地、健康场所为载体,发挥新媒体优势,在全区推行健康素养“五个一”行动,做到人人学习、人人知晓、人人掌握,逐步提升辖区居民健康素养水平。

(一)读一本《健康素养66条》,筑牢基础

1. 开发健康素养读本

编印50万册《健康素养66条》漫画读本,将枯燥的健康素养知识生动化、形象化。同时征订《健康素养66条》知识读本40万册,基本实现辖区居民人手一册,使其成为居民必备的口袋书。

2. 制作健康素养漫画展板

结合《健康素养66条》漫画读本设计《健康素养66条》漫画展板,利用各街镇村居、公园的宣传阵地设置漫画展板宣传长廊,方便居民闲时阅读。

3. 录制“健康素养66条”音频

联合区融媒体中心录制“健康素养66条”音频,利用村村通广播在农村地区滚动播报,使农民务农学习两不误,空巢老人在家也能听,有效提升农村地区人群健康素养水平。

（二）听一次健康素养讲座，巩固成效

1. 组建健康素养宣讲团

在全区各行各业招募并培训健康素养宣讲员400余人。由各健康素养宣讲员使用规范化课件分别对病人及其家属、村社居民、学生、单位职工、企业职工、养老院老人等开展健康素养宣讲。全区累计举办健康素养宣讲2万余场，覆盖人群近100万人次。

2. 组建健康科普专家库

从自愿参与健康科普工作的人员中，遴选专家组建沙坪坝区健康科普专家库，结合各单位需求安排相关专家开展健康讲座，为居民、职工等提供科学权威、喜闻乐见的健康素养知识。

3. 开展健康素养特色宣传

利用山城居民傍晚乘凉之际，在居民家门口以摆健康“龙门阵”的形式，错时开展“健康夜话进院坝”主题活动。创新打造“胖熊科普”专属品牌IP，用于科普创作与活动服务。组织专家进企业、学校、社区院坝、养老院等开展“健康基层行”科普讲座。每年组织开展全区学校健康教育赛课、“阳光健康课堂”进校园等活动，开展中小学生性健康教育课程征集大赛和青年学生艾滋病防治科普大赛，充分调动师

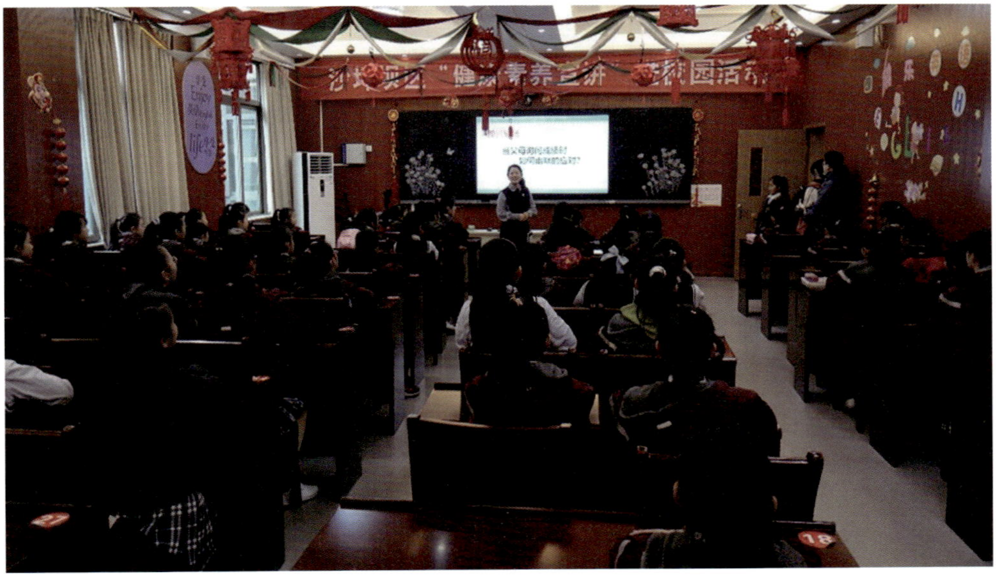

2020年沙坪坝区开展健康素养宣讲进校园活动

生学习健康知识的积极性。扶持成立志爱工作组,组建200人的社区健康宣传服务队,进社区、进高校开展老年人“三高”防治、防结核病、防艾滋病等宣传。组建217支“防疫青时代”沙坪坝区红岩青年防疫志愿服务队,开展健康宣传服务。

(三)看一次健康素养视频,温故知新

1. 制作健康素养沙画

与沙画艺术相结合,有针对性地选择《健康素养66条》中居民掌握较差的知识点,运用“生动艺术、随处可见”的沙画短片,将健康素养知识以通俗易懂的画面表现出来。

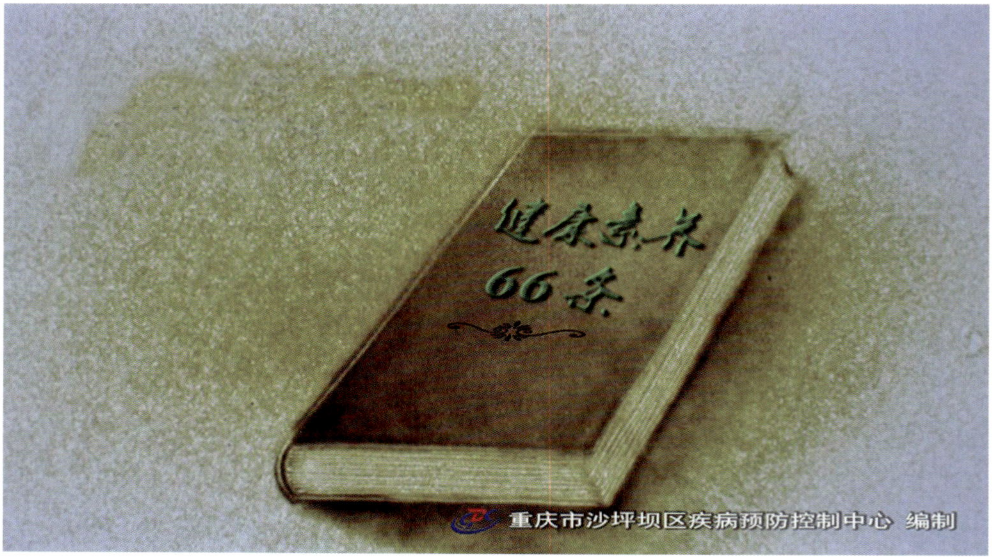

2016年沙坪坝区自主制作的“健康素养66条”沙画视频

2. 制作健康科普视频

自主制作《科学健身》等6部沙画视频;联合区融媒体中心制作《公共场所控烟宣传》等4部宣传短片;制作科普动漫、录制科普短视频,有效提升公众健康素养。

3. 投放健康素养视频

利用辖区各媒体、公共场所LED屏、电视端等媒介以及各单位组织开展的讲座活动和职工大会等,播放健康素养和健康科普视频。联合新浪健康、搜狐健康等开设健康科普直播间。截至2023年,累计开展“云科普”500余场,在线观看量超1亿人次。

(四)设一块健康素养专栏，夯实阵地

1. 设一个健康素养专栏

在辖区各镇街、村居、机关、企事业单位、学校、医院及公共场所显眼位置设一块健康素养专栏，截至2023年，全区共设立健康素养专栏2000余块，设置“健康素养66条”固定宣传栏100余块。

2. 打造健康宣传阵地

建成重庆市慢病及重大传染病综合防控健康主题公园；打造沙坪坝区中小学生卫生应急能力培训基地和预防艾滋病健康教育基地，通过“小手拉大手”方式，扩大辐射范围，逐步提升学生所在家庭的应急救护能力；各镇街利用基层自治“和顺茶馆”“和美大院”等场所，让健康素养宣传深入居民院落；2023年，各单位、居民小区、公共场所设置健康教育专栏近1000块并定期更新，建设健康场所、健康细胞等154个。

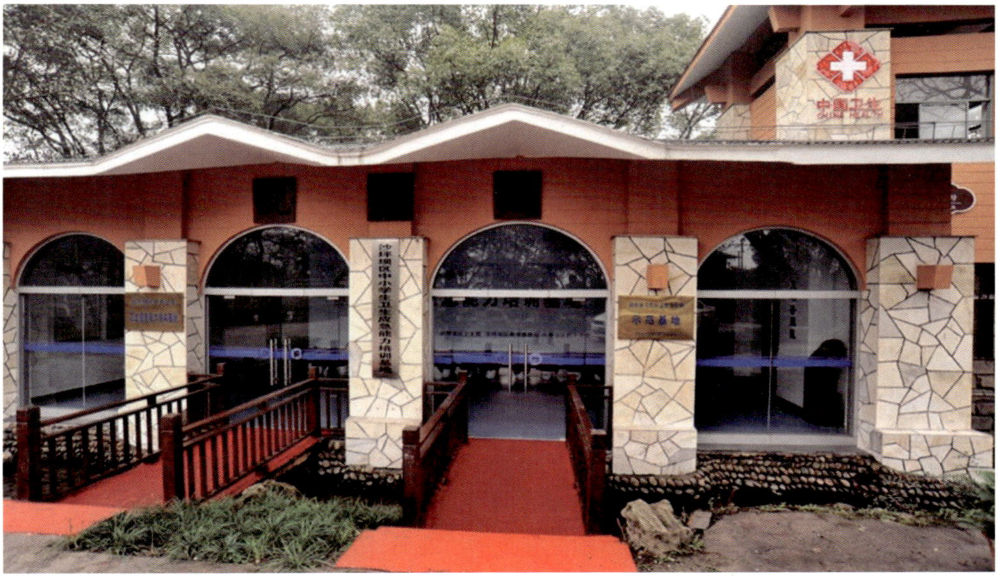

沙坪坝区中小学生卫生应急能力培训基地

3. 充分利用媒体平台

在电视、报刊、沙磁荟APP等媒体开辟《卫生与健康》专栏，利用各单位QQ群、微信群、网站等媒介以及公共场所的LED屏宣传“健康素养66条”。截至2023年，利用“健康沙区”微信公众号及时发布重点健康信息，累计发布8800余条。

(五)做一次健康素养测试,检验成果

1. 人人做一次健康素养测试

一是辖区各单位组织职工每年做一次健康素养核心知识问卷,掌握职工健康素养水平现状。二是组织健康素养讲座听众做一次健康素养核心知识问卷,达到强化和巩固作用。

2. 开展线上知识竞答

结合“世界结核病防治日”“爱国卫生月”“全国预防接种日”“世界无烟日”等重要卫生宣传主题日,开展微信线上知识竞答,截至2023年,累计参与人数达30万人次。

3. 开展健康素养监测

从2016年起,每年按照市级监测方案开展居民健康素养监测工作,使用全市统一的“健康素养APP”进行调查,同时结合沙坪坝区“健康小区”建设,将居民健康素养监测工作深入到最基层的网格中。根据数据分析结果发现问题,锁定需重点干预人群,为下一年工作重点的确立提供依据。

三、工作成效

(一)健康素养不断提升

通过不断强化宣传健康素养知识,从2019年到2023年,沙坪坝区的居民健康素养水平由23.59%提升至34.58%。

(二)健康行为不断养成

2022年,全区15岁以上人群吸烟率下降到18.52%;经常参加体育锻炼人口比例提高到49.38%;人均每日食盐摄入量8.8 g、食用油摄入量47.1 g,分别低于全市平均水平(食盐摄入量9.1 g,食用油摄入量55.4 g)。

(三)健康水平不断向好

2023年,全区人均期望寿命提高到80.22岁,重大慢性病早死亡概率下降到8.69%,12岁儿童患龋率下降到8.20%,中小学生营养不良率下降到4.39%,学生体质健康达到合格以上比例为96.82%。

专家点评

健康素养是健康的重要决定因素，提升公众健康素养是应对慢性非传染性疾病、新发再发传染性疾病的主要策略，是提高公众健康水平的根本途径。沙坪坝区在全区推行健康素养“五个一”行动（即读一本《健康素养66条》、听一次健康素养讲座、看一次健康素养视频、设一块健康素养专栏、做一次健康素养测试），以健康科普基地、健康场所为载体，发挥新媒体优势，开发原创作品和依托志愿服务等做法，提升了辖区居民健康素养水平，健康指标也不断向好。沙坪坝区这种从传播方式上下功夫，因地制宜，从细微处做实的工作方法值得推广和借鉴。

（点评专家：赖维云）

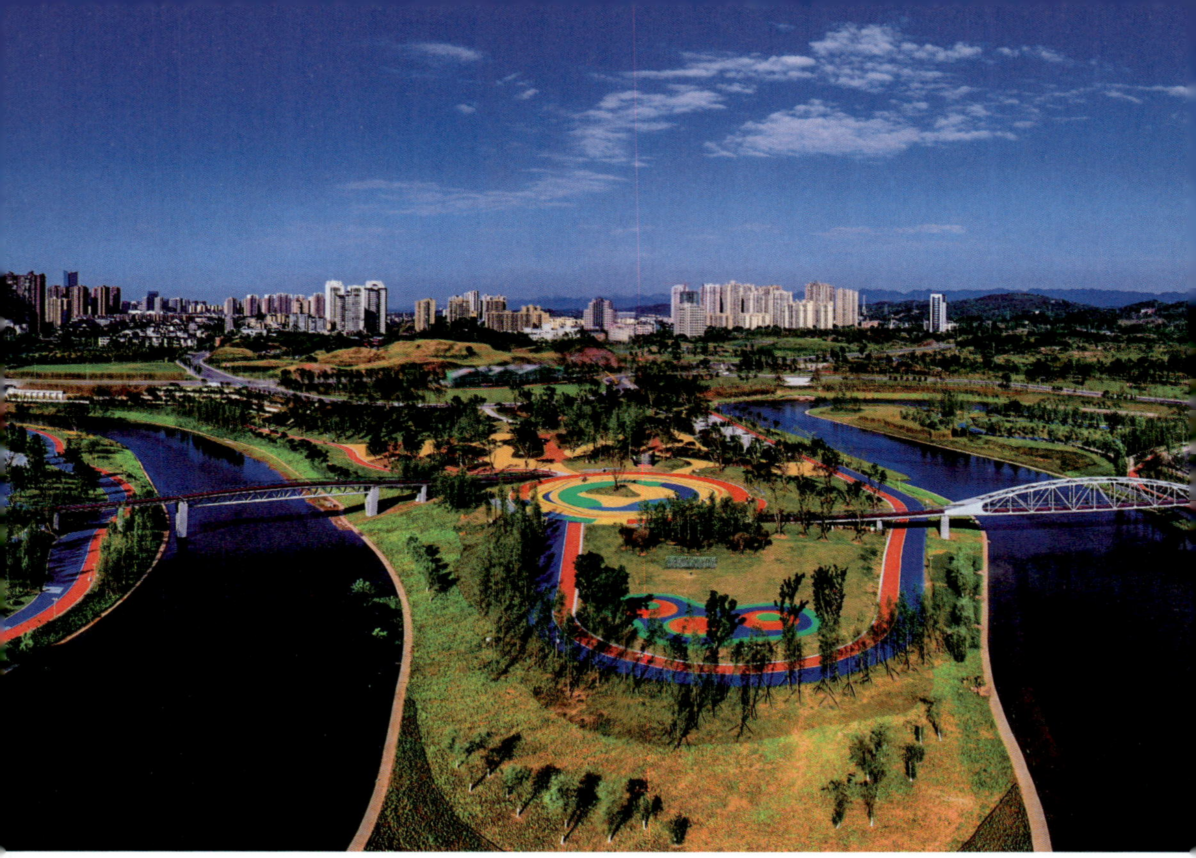

五个"铜一"助力"'铜'话健康"品牌建设

——铜梁区案例

案例概述

近年来，重庆市铜梁区委、区政府始终坚持把人民的健康放在优先发展的战略地位，牢固树立"大健康、大卫生"理念，通过紧抓组织保障、加强部门协同、完善政策体系、丰富健康载体、营造宜居宜业的健康生活环境等措施，推进居民健康服务水平不断提升。大力支持医疗卫生、健康促进、全民健身事业的发展，倾力打造"铜"话健康品牌，强化五个"铜一"共建举措，同心同德建立健全健康体系，以更开阔的视野、更实在的举措、更精准的服务切实推进健康事业高质量发展，不断提升人民群众的健康获得感和幸福感。

一、背景介绍

重庆市铜梁区因“山梁横亘、其色如铜”而得名，地处成渝地区双城经济圈中轴线上关键节点，是中国人民志愿军特等功臣、一级英雄邱少云，著名音乐家刘雪庵、金砂等名人故里，是中国民间文化艺术之乡、中国龙灯龙舞之乡。全区面积1340平方千米，辖5个街道、23个镇，户籍人口85万人。2016年，习近平总书记在全国卫生与健康大会上强调，“没有全民健康，就没有全面小康。要把人民健康放在优先发展的战略地位，以普及健康生活、优化健康服务、完善健康保障、建设健康环境、发展健康产业为重点，加快推进健康中国建设”。为全面实施“健康中国重庆行动”，深入推进健康区建设，铜梁区在健康教育强度力度上加劲，在健康促进深度广度上用功，紧紧围绕全民健康的目标要求，努力为全区人民提供全方位、全生命周期的健康服务，构建起高水平的全民健康服务体系。

二、主要做法

（一）“铜”铸“一个体系”，奠定健康基础

铜梁区紧紧围绕习近平总书记提出的健康中国战略，以“健康中国重庆行动”为主要抓手，结合铜梁区实际，构建起了一个以“政府统一领导、党政齐抓共管、多部门协作、专业机构引领、广大群众广泛参与”的工作体系。

铜梁区政府制定《健康中国铜梁行动实施方案》《重庆市铜梁区卫生健康发展“十四五”规划》《重庆市铜梁区创建全国健康促进区实施方案》等系列文件；成立由区长任组长，分管副区长任副组长，49个区级部门以及28个镇街为成员单位的健康区创建工作领导小组；大力推进跨部门健康行动，从多部门联动上推进健康政策落实；搭建以健康教育专业机构为技术支撑，完善覆盖全区28个镇街、266个行政村和67个社区、31家医院、248家学校及幼儿机构、97个机关、33家大中型企业的健康科普工作网络；加大卫生经费投入，全区2016年至2022年卫生经费总投入达到5.12亿元，2021年立项并配套健康区创建专项经费200万元。从组织、措施、人员、经费等方面对健康促进工作进行全方位保障。

(二)"铜"辟"一批阵地",满足健康需求

为将健康文化有机融入百姓的休闲健身及日常生活和工作,铜梁区开辟了一批健康阵地,通过打造健康知识科普基地、建设全域健康场所、完善健康支持性环境,让健康促进与居民的日常生活和工作紧密相连,满足群众的健康需求。

1. 打造市级健康知识科普基地

铜梁区健康知识科普基地被重庆市社科联命名为"第四批重庆市人文社会科学普及基地",已投用青春期性与生殖健康保健、居民自我健康管理等9个板块,拥有健康一体机、健康科普电子阅览机、BMI检测仪,以及卫生急救、胎儿宫内发育过程等教学模具。

运用文字、图片、音视频、实物、模型以及多媒体、智能健康检测设备等现代科技手段,通过视觉感受和沉浸式体验,满足不同人群对健康科普知识的需求。科普基地面向全社会免费开放,尤其是与教委和各级学校密切配合,充分发挥健康知识科普基地直观的示范教育作用。

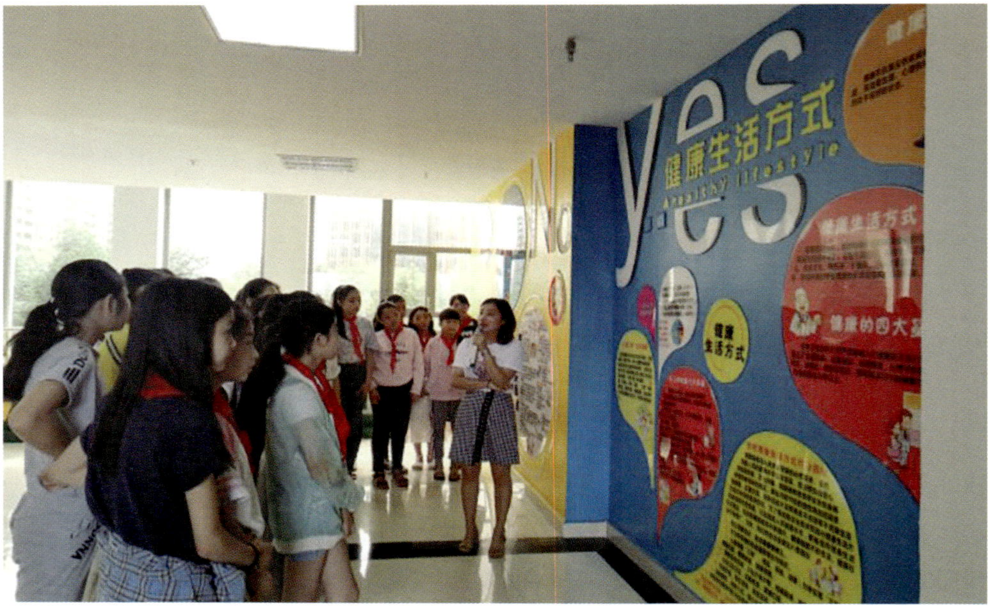

铜梁区教委组织学生参观健康知识科普基地

2. 建设全域健康场所

在全区范围内开展健康社区(村)、健康家庭、健康促进医院、健康促进学校、健康促进机关、健康企业等健康场所建设,发挥其示范和辐射作用,提高健康场所内

人群的健康素养水平。累计创建健康促进机关57个，覆盖率达到58.76%；健康促进医院31家，公立医院实现全覆盖；健康村（社区）103个，覆盖率达到30.93%；健康促进学校60个，覆盖率达到73.17%；健康企业9家，覆盖率达到27.27%；健康家庭6.8万户，覆盖率达到20.9%。健康促进机关采取多种形式和活动普及健康知识，倡导健康生活方式，增强干部职工健康意识。健康促进医院以个性化健康指导为重点，将健康促进有效融入医疗服务全过程。健康村（社区）以群众需求为目的，通过体育比赛、文艺演出等形式多样的载体活动推动健康促进工作深入开展，同时为健康家庭添置体重秤、控油壶等健康支持性工具，定期开展健康体检、健康讲座、环境整治、困难群体帮扶活动，促进居民掌握健康知识和健康技能。健康促进学校以加强青少年龋齿、近视、肥胖防控及心理健康为工作重点，全区幼儿园、中小学开设健康教育课覆盖率100%，做到师资、课表、课时、课本、教案“五落实”。健康企业以关心爱护职工身心健康为基础，为职工提供阅读、锻炼的场所，举办运动会、企业年会、演讲比赛、技能大赛等文化活动，积极营造“健康生活、快乐工作”的氛围。

3. 完善健康支持性环境

铜梁区先后建成健康主题公园3个，健康步道8条，全长50米、由12个灯箱组成的健康知识宣传长廊2个，健康驿站、健康食堂、健康企业等健康细胞367个；设置覆盖全区各镇街、村社、基层医疗机构、城区早夜市、农贸市场、居民小区等场所固定宣传专栏3000余个，将健康文化有机融入居民工作和生活中。2023年，建成城市社区“10分钟健身圈”、农村“15分钟健身圈”，建设公共体育设施总面积达209.85万平方米，人均体育场地面积达3.05平方米，免费开放率100%。

（三）“铜”搭“一条路径”，强化健康宣传

为确保健康知识宣传的专业性和准确性，铜梁区搭建了一条以区健康教育所为技术核心，区级媒体为宣传平台，各级各类健康阵地共同推广的专业宣传路径。

1. 强化专业机构宣传

健康教育专业机构制作各类健康知识传播材料及实物并免费向居民发放，如将健康知识读本、宣传手册、折页及控油壶、围裙等免费发放给居民；组织开展各类健康教育活动，提高群众参与度和满意度；开设“铜梁健康教育”微信公众号，做到每日推送健康知识，其中“每日健康”板块颇受群众好评；开设“铜梁健康教育”抖音号，定期推送健康类视频，形成了多层次、多角度、全方位、立体式的健康传播模式。

创建工作开展的两年中,制作健康类宣传视频106个;制作、发放健康支持工具28种;全区开展各类健康教育活动9000余场次,服务群众47万余人次。

2. 加强区级媒介宣传

区健康教育所自行制作健康知识宣传视频,在电视、公交车以及户外LED显示屏等设施设备循环播放,开设《康养龙乡》《铜梁早健康》等健康科普栏目,营造了良好的社会宣传氛围。

3. 探索数字阅读建设

铜梁区将数字阅读建设和健康科普有效融合,自主开发健康知识科普平台,不断丰富健康科普供给体系,在学校、社区、机关、医院、企业等场所放置电子设备进行科普展示,市民可根据需求选择相关内容自行阅读。

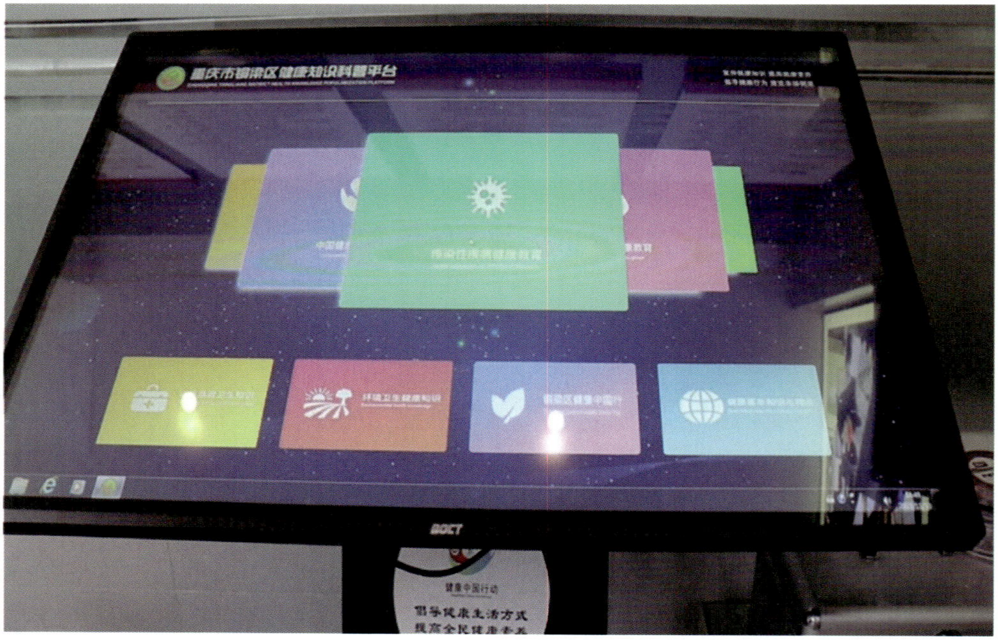

铜梁区自主开发的健康知识科普平台

(四)"铜"组"一支队伍",筑牢健康基石

为了将健康理念传播到千家万户,打通宣传的"最后一公里",铜梁区创新方式方法,以乡村振兴战略和社区教育为抓手,结合志愿服务工作,成立了以村社干部和村社年轻人为主体的健康促进骨干队伍——"少云健康卫士",担当健康生活方

式的义务宣传员和积极分子。区健康教育所每年采取分片区的方式进入镇街对健康促进骨干队伍进行培训，提升骨干队伍的健康素养和工作技能。如今，“少云健康卫士”活跃在全区各个村社，他们通过集中宣讲、走村串户、组织技能比拼等形式，每月至少开展一次宣传，为广大群众提供有针对性的健康教育和健康咨询服务，有效筑牢了健康基石。2021年到2023年，共开展集中宣讲6357次、走村串户1200余次、技能比拼3次，居民对健康类活动的整体参与率显著提升。

（五）“铜”建“一项机制”，激发健康活力

有了健康促进骨干队伍作为健康基石，为提升居民主动参与健康类活动的积极性和主动关注健康，铜梁区将人居环境整治工作与健康促进和教育工作有效结合，将居民参与健康教育活动纳入辖区人居环境整治积分制管理。

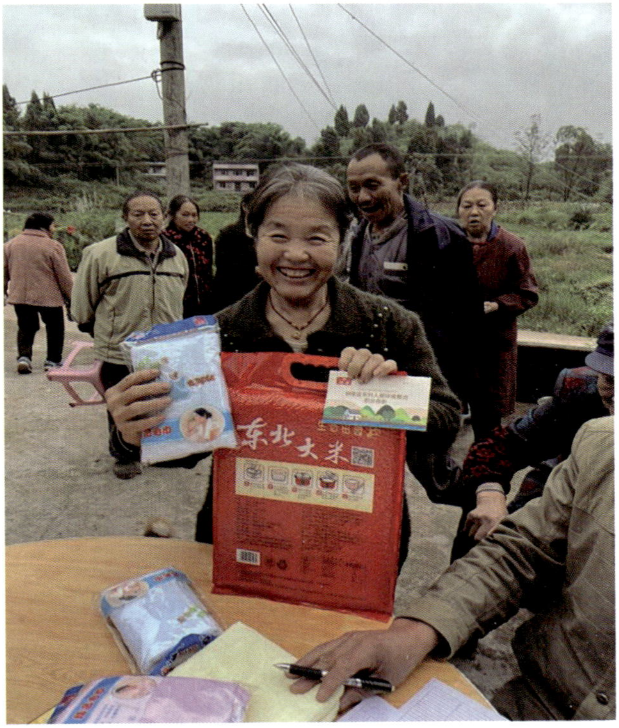

居民现场兑换积分礼品

各村社向辖区居民发放积分存折，每户一本，由所在村社盖章认定。居民每主动参加一次健康教育相关活动后可获得相应积分，且每户的各个家庭成员参与健康类活动可累计积分。积分制分为评分、亮分、兑分三个环节：评分为每月一评，总分最高19分/月，健康教育最高5分/月；亮分为每月一亮，在村社办公室公示本辖区居民当月积分情况；兑分为每季度一兑，由居民带上积分存折到积分超市统一兑换，当季度未兑换的积分结转到下一季度，居民凭积分的数值累计兑换相应的生活礼品。这一举措能有效激发居民参与健康类活动的积极性，从而提升居民健康素养水平。

三、工作成效

通过采用五个“铜一”共建举措，铜梁区健康水平不断向好。通过“‘铜’话健康”品牌的持续建设，有力带动了居民健康行为的不断养成，居民健康素养水平得以持续提升。2023年居民健康素养水平达到33.19%，较创建前提升6.23个百分点；经常参加体育锻炼人数达43.07万，占比达62.81%；全区人均预期寿命提高到79.15岁。健康促进工作内涵不断丰富，成功将健康融入经济、规划、环境、建设、交通、农业、教育等政策领域，健康促进与健康教育工作精彩纷呈。

专家点评

铜梁区牢固树立“大健康、大卫生”理念，以健康区建设为契机，立足当地实际，依托优势资源开展健康促进工作，通过“铜”铸“一个体系”、“铜”辟“一批阵地”、“铜”搭“一条路径”、“铜”组“一支队伍”、“铜”建“一项机制”五项举措，有效调动了政府、社会、个人等各方力量，协同深化“‘铜’话健康”品牌建设，完善了健康促进工作体系，打造了健康支持性环境，普及了健康知识，丰富了健康促进工作的内涵，居民健康素养水平得到持续提升。

（点评专家：赵瑜）

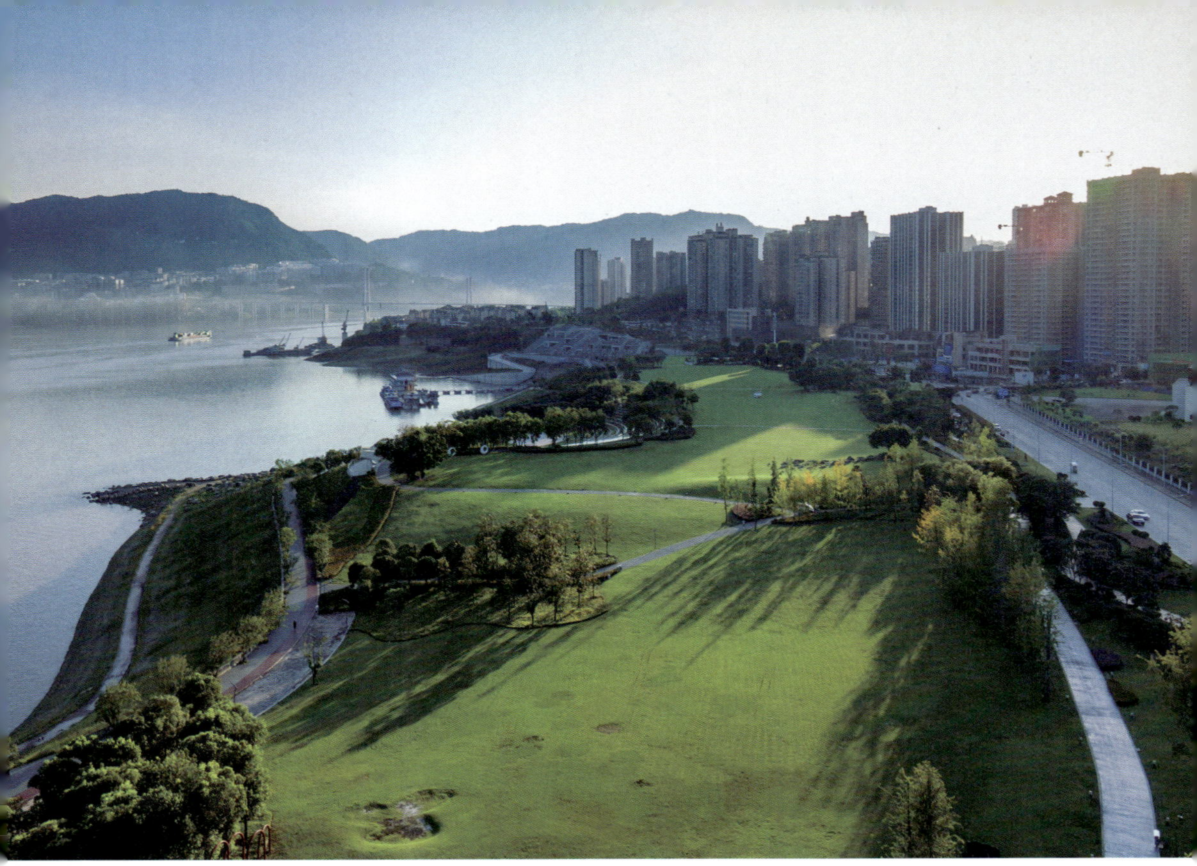

扎实推进健康县建设，全面提升居民健康素养水平

——云阳县案例

案例概述

云阳地处重庆东北部、三峡库区腹心，是长江经济带和成渝地区双城经济圈重要节点，因“四时多云、山水之阳”而得名。云阳山清水秀城美业兴文盛，有“万里长江·天生云阳”之美誉。在推进健康县建设的过程中，云阳县总结出“三三四四”的工作方法。因需而动，因地制宜建设健康场所；分类推进，针对不同问题制定相应措施，努力探索符合基层实情、群众乐于接受的健康促进和健康教育模式；打造“四大基地”，开展“四项活动”，深入开展“1+43”健康科普活动；增强群众的参与感、获得感、满意度，全面提升群众健康素养水平。

一、背景介绍

云阳县地处秦巴山区、三峡库区腹心地带,辖区面积3636平方千米,辖42个乡镇(街道)、478个村(社区)。云阳有几个突出的特点:历史久,有2300多年建县史;人口多,户籍人口133万人,常住人口93万人,是重庆市人口最多的县;生态美,全县森林覆盖率达61%,全年空气质量优良天数比例长期保持在95%以上,拥有龙缸5A级旅游景区,张飞庙、三峡梯城两个4A级旅游景区和普安世界级恐龙化石群景区,先后获得国家中医药先进县、国家园林县城、国家卫生县城等称号,并获得中国人居环境范例奖、中国最具幸福感城市等殊荣;城市新,自1999年迁建新县城至今,50平方千米、50万人口的公园城市已成雏形;任务重,三峡工程移民动迁人口17万人,综合实物淹没指标超过库区八分之一,曾是国家扶贫开发工作重点县,共有145个贫困村、13.4万贫困人口,于2018年实现脱贫摘帽。同时,云阳有农村人口88万余人,"一老一小"留守较多,居住相对分散,常住人口文化水平偏低,经济基础相对薄弱,健康观念落后,健康意识薄弱,加之医疗卫生服务可及性较差,群众获取和理解健康信息的难度较大。

二、主要做法

(一)坚持"三大理念",实现健康县建设有统筹、思路清

1. 坚持以健康中国行动为统筹的理念

严格落实"把健康融入所有政策"策略,使健康县建设与全县经济发展、乡村振兴等重大工作同部署、同推进、同考核,整合各职能部门优势资源,举全县之力推进健康县建设,形成了党委领导、政府主导、部门联动、社会参与、群众响应的良好工作局面。

2. 坚持以群众健康需求为导向的理念

根据群众健康需求开展健康县建设,始终坚持群众的健康需求是什么,我们就做什么,群众需要的健康阵地在什么地方,我们的健康阵地就建到什么地方。

3. 坚持根据城乡环境分类推进的理念

围绕群众健康意识提升和去哪里健身的问题，在城区集中建设“三峡健康城”和健康主题公园；围绕农村人群居住分散的问题，利用居民赶场的习俗，固定时间在乡镇开展健康“赶场日”活动；围绕群众日常健康问题，积极推进社区健康文化大院和村级健康驿站建设。

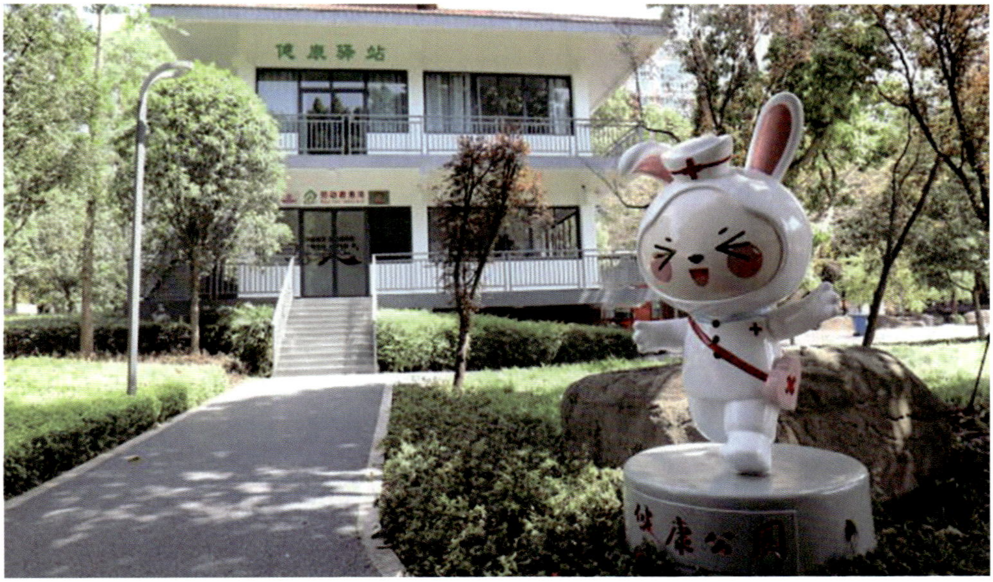

建设健康公园，免费向群众提供健康服务

（二）抓实“三项保障”，实现健康县建设有机制、常态化

1. 建立“双牵头”领导体系

成立由县委、县政府主要领导牵头的议事机构，统筹推进健康县建设，坚持党政“一把手”亲自抓，总负责。

2. 明确“五纳入”工作机制

将健康县建设纳入云阳县经济社会发展“十四五”规划，政府工作报告，财政预算，县委中心组、县委常委会学习内容和年度综合目标考核。

3. 落实“常态化”保障措施

县委批准成立健康促进中心，组建专业队伍，牵头落实健康县建设。截至2023年，共投入健康县建设专项经费1200余万元，为健康县建设提供了有力保障。

（三）打造“四大基地”，实现健康县建设有载体、能落地

1. 打造互联网宣传基地

打造《一分钟说健康》栏目，县政府领导、各部门主要领导通过短视频说健康，向群众传播健康生活理念。“健康云阳”公众号上线“云上健康”服务系统，建立用户、家庭医生等六级关联流转模式，实现健康科普、健康管理等5项功能一键式服务。2022年度，“云上健康”被评为国家基层卫生健康优秀创新案例。

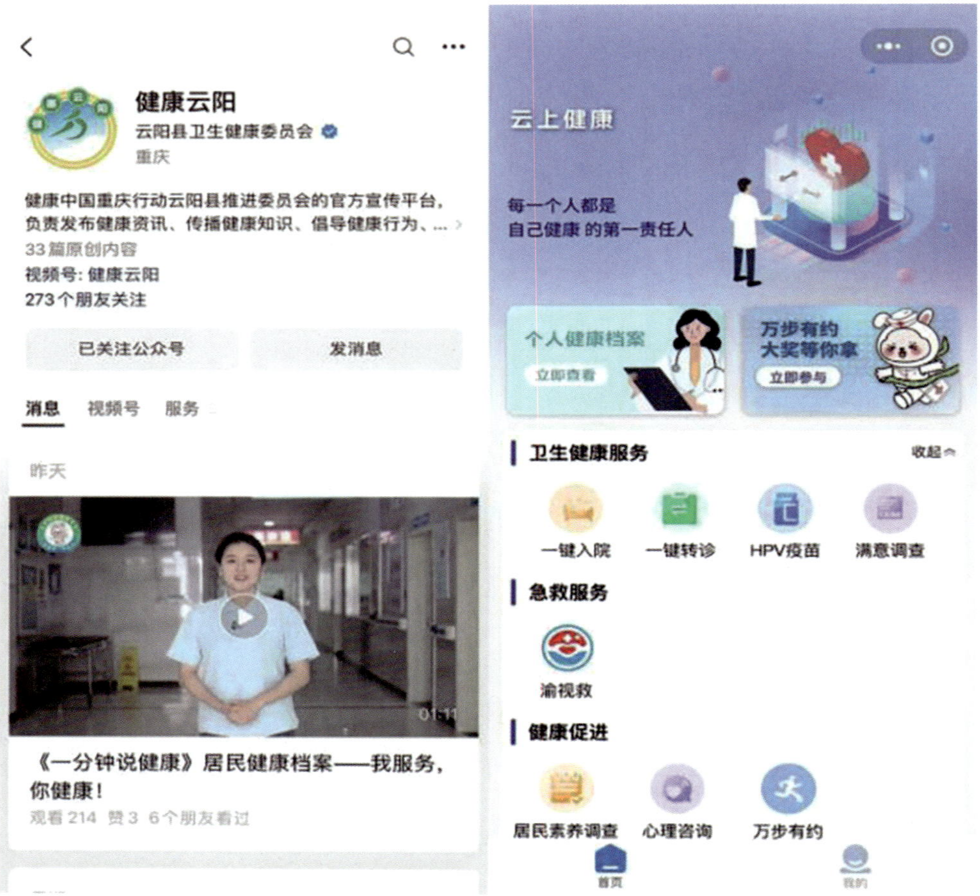

《一分钟说健康》栏目倡导群众健康生活方式

2. 打造健康示范基地

截至2023年，全县共建设健康细胞422个，评选出健康示范家庭520户。探索建设社区健康文化大院、村级健康驿站和健康科普基地4个，并逐步向全县推广。建成健康促进医院48家、无烟党政机关96个，完成率在全市率先达到100%。

3. 打造青少年健康养成基地

推进“2+X”项目，让每个学生掌握两项终身受益的体育运动技能。截至2023年，共建成举重、摔跤等专业场地8个，打造“体教融合”特色课程3门，向国家级、市级专业队伍及全国重点高校输送运动员142名，获得国家级冠军25人次。

4. 打造户外健身基地

打造具有多触点、多层次健康体验的“三峡健康城”，被评为国家4A级城市公园。城区所有休闲广场、体育场馆、健身步道等设施统一规划设计，实现5分钟进广场、10分钟到公园目标。健康驿站、智慧健身设备、趣味体验设备免费开放，深受群众欢迎。

（四）开展“四项活动”，实现健康县建设有抓手、效果好

1. 开展健康“赶场日”活动

将健康促进融入三峡库区农村居民赶场的习俗，以群众喜闻乐见的形式开展健康“赶场日”活动。2022年以来，全县开展健康“赶场日”活动630场，参与群众达8.23万人，该活动成为深受群众欢迎的健康活动品牌项目。

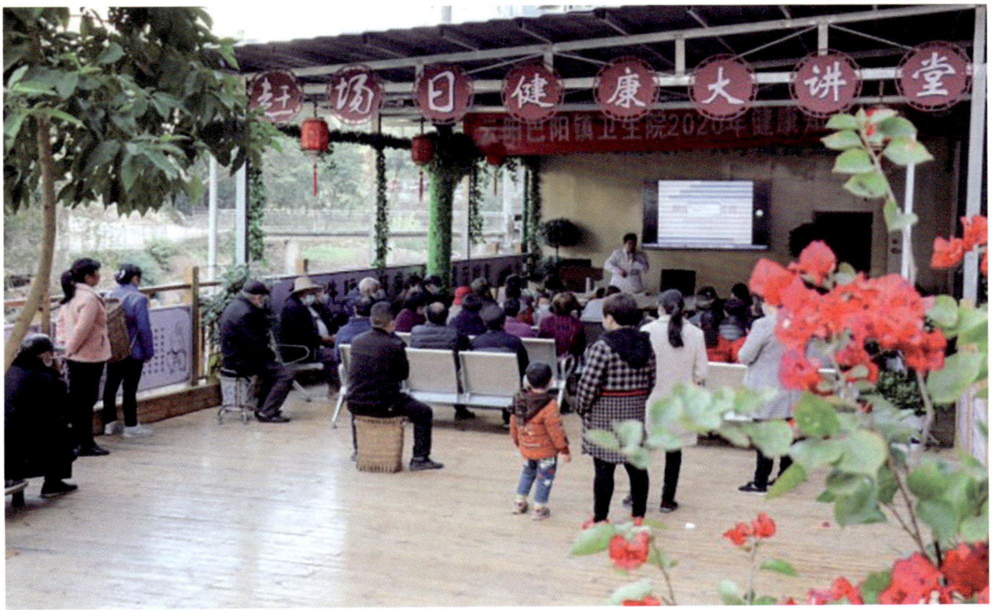

利用农村赶场的习俗，开展健康“赶场日”活动

2. 开展健康促进“集中月”活动

将每年5月和11月定为健康促进“集中月”,组织全县基层卫生院医护人员进村入户,集中开展健康教育、家庭医生随访、慢性病用药指导等健康促进工作,为群众发放健康科普宣传资料、健康教育处方、健康实用工具包,培训健康“明白人”,实现全县所有镇、村、组全覆盖。

3. 开展“大扫除”活动

将国庆、中秋、春节等法定节假日的前一周定为全县“大扫除周”,每月10日、20日定为全县“大扫除日”,在全县大力开展爱国卫生运动和环境整治,定期开展农户清洁卫生评比,引导居民养成良好的健康卫生习惯。

4. 开展全民健身“总动员”活动

截至2023年,县卫生健康委、县文化旅游委等多部门联合举办优秀运动团队和“健康达人”网络评选活动,参与投票群众达30万人,评选出优秀运动团队10个,“健康达人”50名。2022年以来,全县注册运动团队28个,举办全民健身赛事150余场。

三、工作成效

通过积极努力,云阳县健康促进工作和健康县建设取得良好成效。地区生态环境持续向好,2023年,空气质量优良天数357天,达标率为97.8%,空气质量在渝东北片区排名第三。健康生活理念更加深入人心,全民健身成为市民生活新风尚,群众参加健康运动人数比例达47.2%。群众健康素养水平明显提高,由2017年的13.16%上升至2023年的33.53%,群众获得感、幸福感、满意度明显增强。近年来,云阳县先后在国家卫生健康委健康促进三年攻坚行动新闻发布会、国家卫生健康委“三区三州”领导干部健康促进培训班、川渝地区卫生健康规划工作会、重庆市卫生健康工作会上就健康促进与健康科普工作进行经验交流发言。2023年6月,川渝协作健康促进暨健康县建设现场观摩交流会议在云阳召开,云阳县的健康促进工作获得国家卫生健康委宣传司领导的充分肯定。

专家点评

云阳县高度重视健康促进工作，健康县建设工作扎实、务实，组织有力、保障得力。建设有大局观、整体观，依据辖区地理、自然环境特点，整体打造健康环境、健康场所，推动健康文化、健康氛围提升。根据群众需求、生活习俗特性，开展健康促进活动，做到了因地制宜、因需而动，总结出“三三四四”的工作方法，突显健康县建设成效。云阳县健康促进与健康县建设工作持续向好，辖区居民健康素养水平稳步提高。

（点评专家：陈小丹）

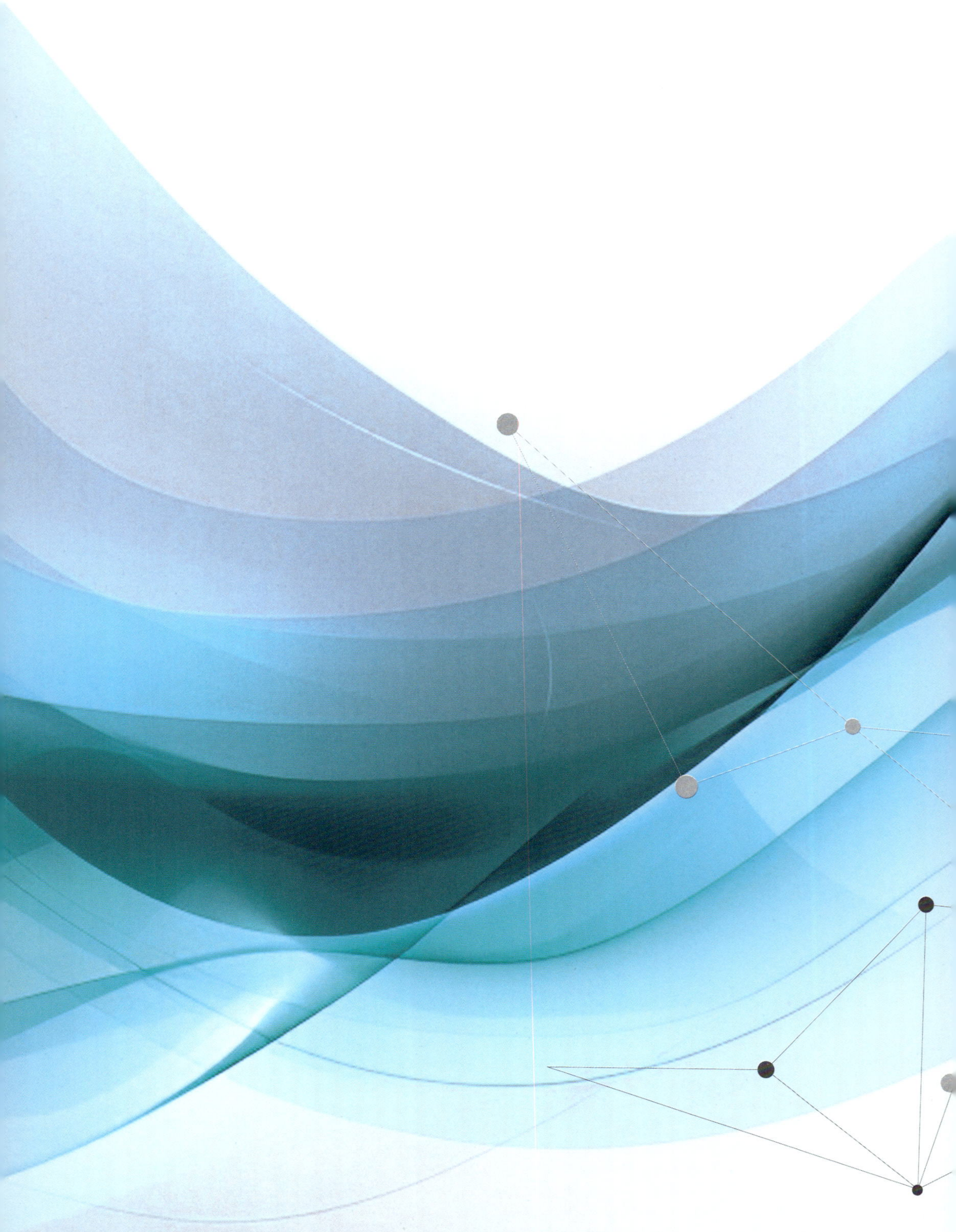

优化健康服务

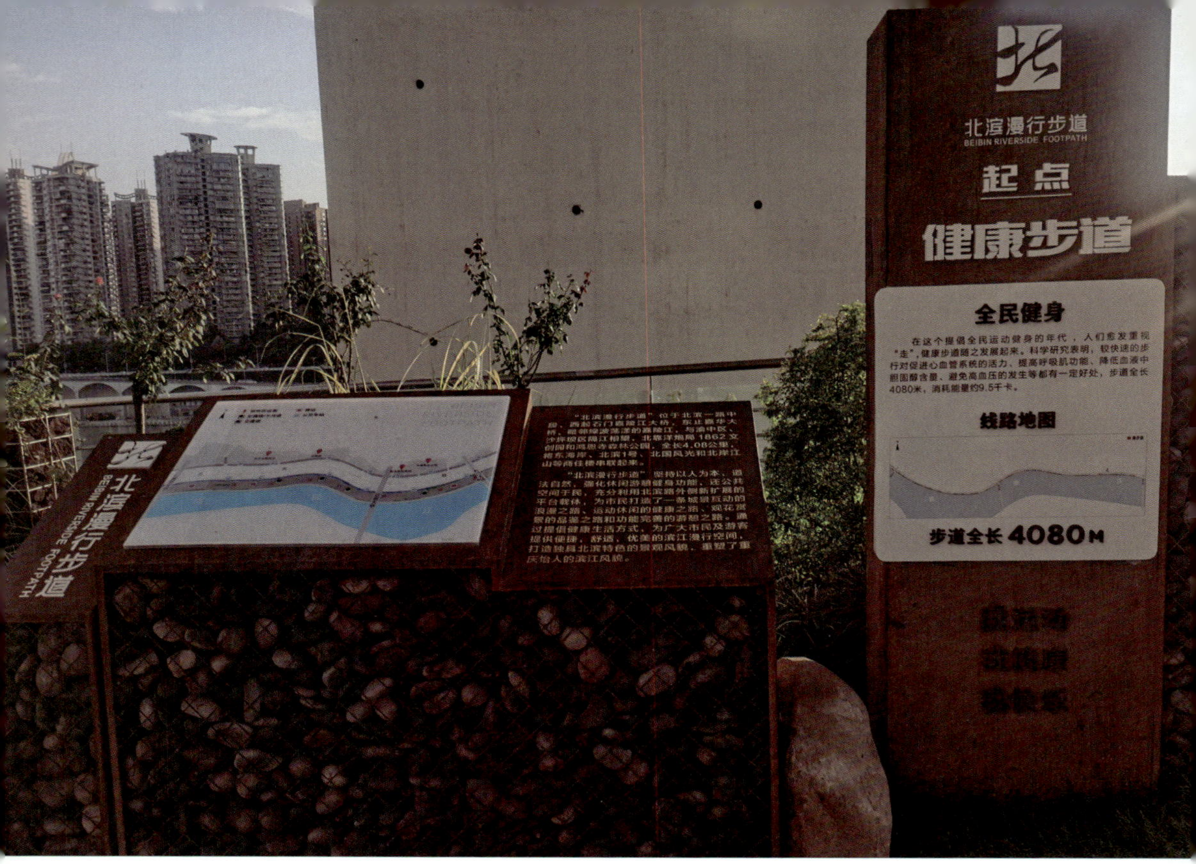

围绕"医、药、养、健、管"，全方位构建江北区健康促进服务体系

——江北区案例

案例概述

近年来，江北区委、区政府以习近平新时代中国特色社会主义思想为指导，贯彻落实《健康中国重庆行动（2019—2030）》，持续倡导"将健康融入所有政策"策略，着力优化健康产业结构，增加健康服务和产业供给，围绕"医、药、养、健、管"，加快构建以生物医药产业为重点、以医疗健康服务为支撑、以"健康+"融合为延伸的健康促进服务体系，逐步满足公众对健康的需求。

一、背景介绍

2016年，江北区成功创建全国健康促进区，逐步形成了党委领导、政府主导、部门联动、多方合作、全民参与的健康促进工作格局。江北区委、区政府坚持以习近平新时代中国特色社会主义思想为指导，贯彻落实《健康中国重庆行动（2019—2030）》，持续巩固健康促进区建设成果，持续倡导“将健康融入所有政策”策略，围绕“医、药、养、健、管”，着力优化健康促进服务体系，推动辖区高质量发展，为居民创造高品质生活。

二、做法及成效

（一）注重创新引领，做强“医”

加快创新资源集聚、研发平台建设、产品技术创新和成果转化，促进大数据、人工智能等信息技术向健康服务领域渗透，培育新业态、新模式，满足人民群众多样化医疗服务需求。

1. 加强建设重点专科

一是依托重庆市中医院、中国人民解放军陆军第九五八医院、江北区人民医院、重庆三博长安医院、重庆市康华众联心血管医院建设胸痛、卒中、创伤、危重孕产妇救治、危重儿童和新生儿救治五大诊疗中心。二是围绕眼科、脑外科、心血管内科、口腔科、医美科五大领域形成专科医院板块特色，已建成爱尔眼科、江北瑞升口腔医院等一批知名民营医院。

2. 逐步完善疾控体系

一是实施等级疾控中心创建工程，加强区疾控中心基础设施建设、设施设备投入和人才队伍建设，提高应对突发公共卫生事件的能力。二是加大财政投入和人才招引，提升社区卫生服务中心的疾病防控能力，着力构筑“区—街镇—村（社区）”三级疾控网络。

3. 加快推进重点项目

2021年8月，江北区人民医院新建工程正式开工，作为市级重点项目、2021年江北区区级重点民生实事之一，该项目采用“5G+物联网”模式，充分应用大数据技术、云计算技术、云平台技术，完善区级节点，开展互联网医院服务，将建设成为集医疗、教学、科研于一体的现代化三级甲等综合医院。同时,区中医院康复保健大楼二期工程、区精神卫生中心门诊部改造工程、区人民医院鱼复园区工程也在加快推进,未来江北区居民在家门口就能享受更优质的医疗卫生服务。

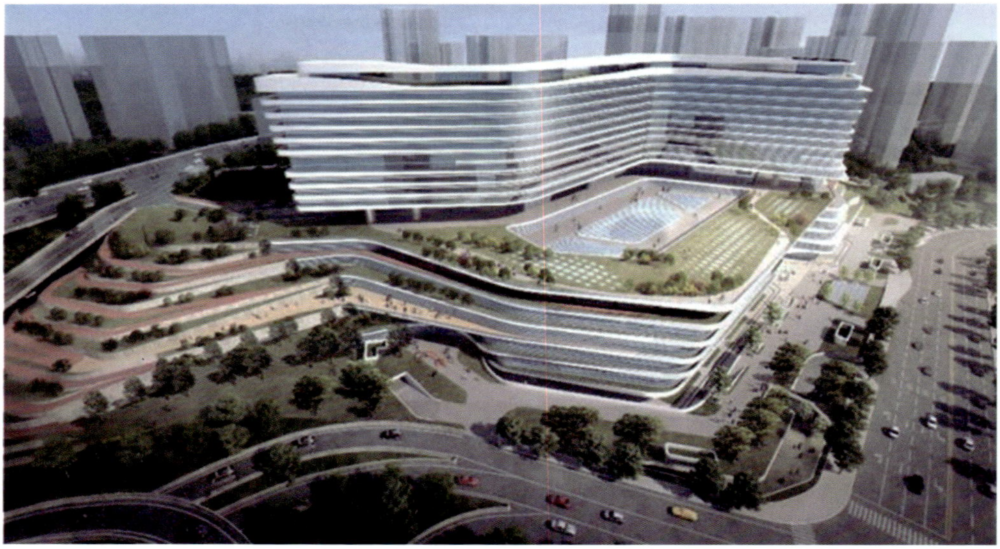

江北区人民医院新建工程效果图

(二)注重集聚发展,做大“药”

江北区委、区政府统筹医药和医疗器械两大领域,抓住医药龙头企业和关键环节,带动供应链、产业链、价值链协同推进,引导企业和项目集聚发展,打通生产和流通两个环节,完善医药流通网点、业态布局。

1. 抓住龙头企业

江北区疫苗龙头企业智飞生物具备国内领先的研发、生产、运输、销售能力,已顺利发运各类代理及自主研发疫苗数亿支。疫苗发送全国20余个省份,并与印尼、马来西亚、菲律宾、巴基斯坦等多个国家达成合作,为全球健康事业贡献了中国力量。

2. 关注强链补链

全区形成了以医疗器械为重点,生物制品为基础,诊断及检测服务为引领,设备研发、维修、技术服务等相互补充的生物医药产品体系。港城园区集聚30余家研发生产企业,引进了一批以基因检测、纳米酶检测、免疫力检测、CAR-T自体细胞肿瘤疫苗为代表的国际国内领先的重点项目，全区生物医药企业超过90家，包括迈基诺（重庆）基因科技有限责任公司、博奥赛斯（重庆）生物科技有限公司、重庆康巨全弘生物科技有限公司等一大批优质企业。

3. 鼓励创新合作

实施大健康产业重大科技创新工程，在精准医疗、生物材料、生物医疗、免疫治疗等领域，引导和支持高校、研究机构和行业领军企业加强联合攻关，建设一批国家级和市级重点实验室、临床医学研究中心等科技创新基地。2021年，江北区人民医院获批“国家标准化代谢性疾病管理中心”。

（三）注重产业融合，做精“养”

江北区牢牢把握大健康产业横跨一、二、三产业的特点，建立健全“健康+”产业新体系，促进医疗与养老融合、医疗与文化旅游融合、食品与健康融合，不断拓展应用场景，扩大健康促进的服务体系。

1. 健康+文旅

江北区加速推进寸滩国际新城、望江小镇、五宝小镇等区域规划，加快策划“峡口望江、铜锣温情”康养旅游等一批养生旅游项目，大力发展乡村旅游、休闲农业与特色农业，鱼嘴“七彩井池”、复盛“网红花海”、五宝“百家宴”等成为乡村旅游新名片。

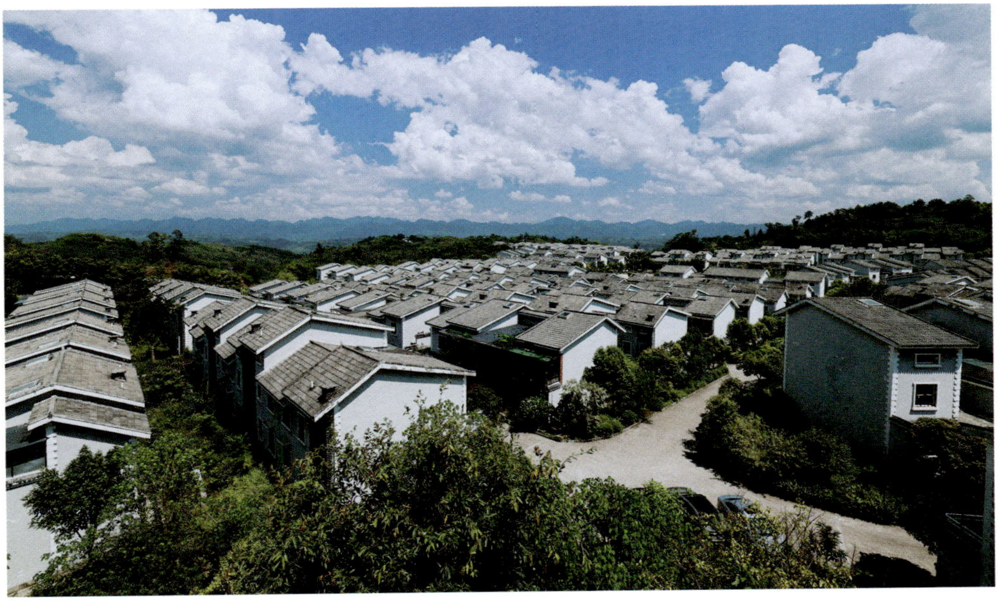

江北区五宝镇

2. 健康+养老

截至2021年，江北区已建成112个养老服务中心(站)，社会化运营率达到92%，养老机构床位1025张，社区养老床位1780张，提前一年率先在全市实现城市社区养老服务全覆盖，提前两年率先在全市实现农村养老服务全覆盖。

(四)注重品牌提升，做优“健”

近年来，江北区完善运动休闲设施，丰富体育产品和服务供给，打造体育赛事品牌，倡导全民健身运动，推动医疗卫生和体育文化相结合，推广康体运动、户外运动，取得了良好的效果。

1. 完善体育设施

截至2021年，全区体育场地面积达184.54万平方米，人均公共体育场所面积达2平方米，建有场地数量3358个，15分钟健身圈在城乡覆盖率达到100%，政府体育设施全部免费开放，部分社会场馆实现定时免费开放。

2. 打造体育品牌

全区已形成铁山坪森林半程马拉松、校园铁人三项邀请赛、马术邀请赛等市级重点赛事品牌，与区级传统赛事、“一街一品”活动、社区(村)运动会构筑起四级赛事活动体系，每年吸引20余万人次群众参与。

3. 开展全民健身

2021年，江北区先后解决119个社区(村)全民健身路径新改建、健身点提档升级等民生问题，针对老年人、青少年实施差异化的健身帮扶和激励政策，社会体育指导员进社区(村)服务经验得到全国推广，全区经常参加体育锻炼人数占比提升至46.27%。

(五)注重服务效能，做细“管”

依托大数据智能化，建设大健康大数据平台，实现健康管理信息互联互通、协同有效，创建健康管理服务模式，开发推广全面健康管理解决方案，加快多功能健康管理服务团队建设。

1. 大力推进智慧医疗

完成基层医疗机构电子健康卡受理环境改造，方便居民快捷地申领电子健康卡。2021年上半年，全区家庭医生签约138374人。建成了以区人民医院和区中医院为中心的区域心电系统，实现了医疗机构远程诊疗100%覆盖。

2. 探索推广智慧养老

在石马河街道试点智慧养老服务云平台，建立老年人健康档案；在江北城街道试点配备护理报警、智能体测、智能洗澡椅等数字化设备，提供居家养老远程看护服务；在五宝镇试点分散特困老人服务系统，包括智能视频汉化、智能手环定位等。

3. 积极发展智慧健康

围绕居民全生命周期健康管理，大力发展以健康信息档案、健康检测、健康干预、慢病管理、家庭医生、健康咨询、健康保险等为主的健康管理产业。2021年，全区拥有保险机构总部、区域总部26家，占全市的46%。

专家点评

健康促进是一项系统工程，需要全社会广泛参与，也需要统筹规划，完善体系，有序推进。江北区在推进全国健康促进区建设过程中，注重健康促进服务体系建设，结合本地区实际，做了大量探索，积累了宝贵经验，值得学习借鉴推广。主要有两个方面的亮点。一是统筹规划、协同推进。“医、药、养、健、管”五管齐下，围绕健康促进各个环节进行优化、完善，更好地服务卫生健康事业高质量发展和群众高品质生活。二是各有侧重，注重实效。主要体现为“五抓”：抓基础建设，做强“医”，提供有力支撑；抓集聚发展，做大“药”，满足群众所需；抓跨界融合，做精“养”，实现互利共赢；抓品牌打造，做优“健”，推动全民普及；抓效能提升，做细“管”，体现优质服务。

（点评专家：袁礼文）

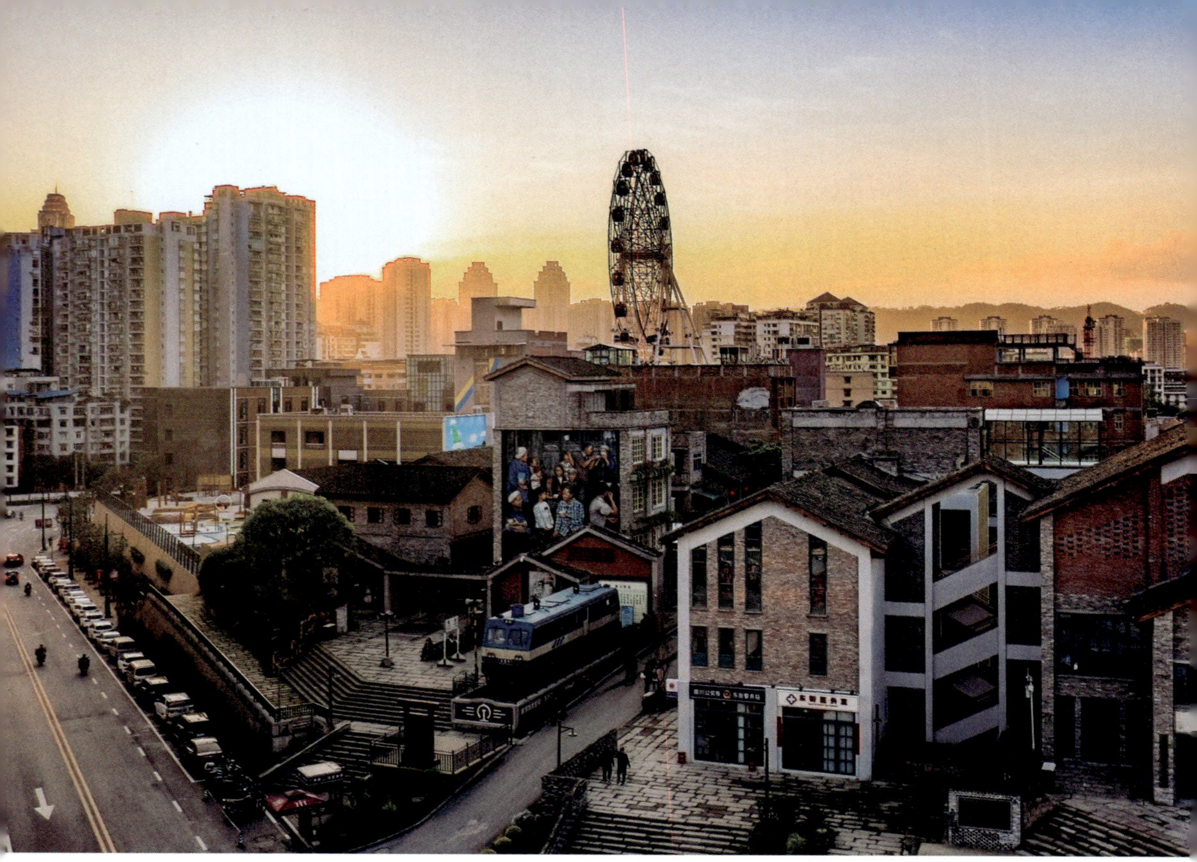

舌尖上的健康体验

——南川区案例

案例概述

南川既有重庆人共同喜爱的美食——火锅，也有本地特色饮食如灰粑、方竹笋、油茶和豆花饭等。南川饮食以重油重盐、滚烫鲜香为主，这一饮食特点与高血压、心血管疾病以及胃肠道的癌症等密切相关。调查显示，2017年度该区35岁及以上居民高血压患病率为32.27%，糖尿病患病率为10.37%，居民健康素养水平为14.26%，其中健康生活方式与行为素养水平为17.40%。南川区居民生活方式粗放、健康意识薄弱、自我管控能力不足，亟待从政府层面对其生活方式进行引导和规范。由区食药监局、区卫生健康委牵头，广泛开展全民健康生活方式倡导，并将餐饮健康管理作为一项重要举措，积极开展健康食堂、健康餐厅(酒店)等示范场所创建，同时结合重庆的火锅文化，将传统火锅改造升级，融入健康新元素，创造出了传统火锅的健康新价值。

一、背景介绍

"少盐少油少甜食，多果多蔬多健康……"当这些关于健康的温馨提示出现在眼前，你是否会"心动"且不由自主地遵从？

《2017年南川区社会影响因素调查报告》显示，南川区35岁及以上居民高血压患病率为32.27%，糖尿病患病率为10.37%，居民健康素养水平为14.26%，其中健康生活方式与行为素养水平为17.40%。因此，在健康区建设的行动中，全区广泛开展全民健康生活方式行动，将餐饮健康管理作为一项重要举措，扎实开展健康食堂、健康餐厅等示范场所建设工作，区食药监局、区卫生健康委等多部门联合打造中文火锅、南川中学食堂等健康餐厅和健康食堂各10家。结合重庆火锅文化特色，通过融入健康元素，让大众在"老火锅"中吃出了健康"新味道"。

二、主要做法

(一)改造墙、屋、空间，营造健康餐饮氛围

有调查统计表明，就餐环境对就餐心理的影响明显，85%的人是冲着环境选择的就餐餐厅，因此，健康温馨的餐厅环境能实现吸引顾客和增加健康知识传播受众的双赢目的。

1. 设置温馨健康小屋

健康餐厅内设置温馨的健康小屋，摆放鲜花、小鸟、草木等大自然生物元素，配置体重秤、身高尺、BMI转盘、膳食宝塔和肺活量测试仪等自助健康检测设备，配备培训合格的服务人员，引导顾客在就餐等待时间进行身体测量并就结果进行简要解读，提出合理的饮食建议。

2. 打造健康文化形象墙

统一规划餐厅墙面,通过手绘、张贴、悬挂等多种方式,将《健康食疗歌》、《养身养心十字经》和“自选味碟健康搭配方法”等健康饮食指导、口号提示等上墙,让“快乐新煮意、健康新主张”等健康生活方式成为店内随处可见的亮丽风景。

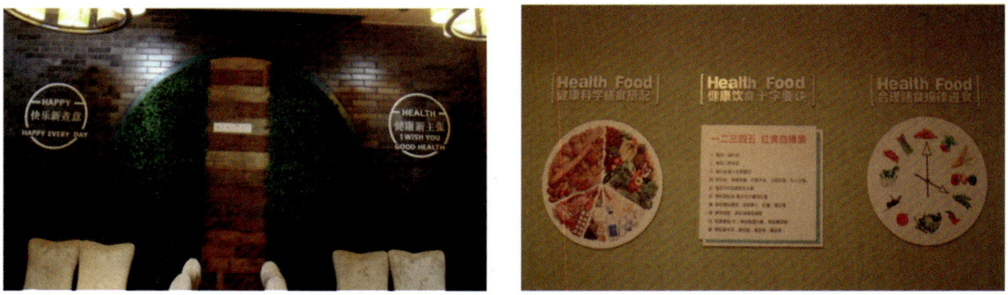

健康文化形象墙

3. 设置健康教育宣传资料取阅架

在健康餐厅内设置规范的健康教育宣传资料取阅架,摆设仿真膳食宝塔,强化膳食营养知识宣传视觉冲击。取阅架上的宣传资料按照健康生活方式与行为、慢性病防治、传染病防治等种类进行分类,根据季节、就餐人群的特点,定期更新,方便就餐人员随手可取,将健康知识带回家。

(二)开展特色活动,提高就餐人员健康行为参与度

1. 开展“关注健康,远离烟草”活动

“无烟餐厅”是创建健康餐厅的前提。每一家健康餐厅均按要求开展了“关注健康,远离烟草”活动,引导就餐人员自愿申请参加,签署申请承诺书,承诺用餐期间不吸烟。同时,健康餐厅会根据顾客就餐时是否吸烟的真实情况,决定是否给予菜品赠送或打折等优惠。

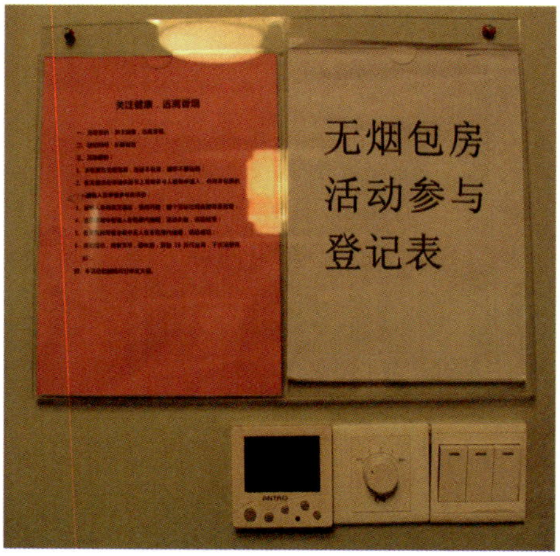

“关注健康,远离烟草”活动

2. 开展“厉行勤俭节约、反对餐饮浪费”活动

鼓励餐饮企业履行社会责任，健康餐厅在店内醒目位置张贴“光盘行动”“少取勤拿”“杜绝浪费”等节俭提示牌，餐厅服务员在顾客点餐时根据就餐人数进行菜量建议，主动提示提供打包服务，提醒需为浪费买单，引导顾客理性消费、合理消费，摒弃“好面子”“讲排场”等陋习，增强节约和环保意识，打造“光盘行动”餐饮新风尚。

（三）引导合理膳食，助推健康营养理念

“民以食为天。”随着生活水平的不断提高，人们对食物的需求已经从解决温饱问题逐步转变为对营养健康的要求。在健康餐厅中，合理膳食贯穿在菜品设计、制作、推荐服务全过程：一是设计健康营养新菜单，秉持低盐少油原则，改进烹饪方式，多蒸煮、少煎炸；二是制作健康菜谱，标注菜肴能量及各类营养成分，菜品营养特点一目了然；三是培训餐厅服务人员营养搭配技巧，主动向消费者介绍菜品营养特点，根据顾客特点推荐适宜的菜品，引导其控制总量、多吃蔬菜、适量饮酒、少吃油脂含量高的食物。

（四）火锅文化传承，添加健康特色元素

火锅文化是一种美食文化，代表热情洋溢的餐饮气氛，体现出巴渝人家的火辣性情。传统的火锅重油重盐，是不健康饮食，然而如中文火锅等餐厅，自创建健康餐厅以来，一直秉持健康饮食理念，不但重视餐厅内健康环境硬件的打造，更加重视健康火锅的内涵探索，从火锅的关键——底料入手，秘制健康特色底料：一是根据中医辨证配膳指导，在底料中融入健康养生中草药，达到败火、调理脾胃的作用；二是坚持底料零添加，不添加固化剂、防腐剂、色素等，新鲜的食材让火锅汤底越熬越鲜美；三是巧用减盐小妙招，在熬制底料过程中，采用大量的蒜、葱、花椒等提味料替代盐及味精，让就餐者美“味”与健康共享。健康温馨的就餐环境、秘制的特色底料、专业的健康周边服务，让大众在“老火锅”中吃出了健康“新味道”。

三、工作成效

据统计，2017 年 8 月至 2018 年 8 月，南川区各类健康餐厅、健康食堂共发放健康教育资料 20000 余份；5000 余名就餐人员参与了自助检测；低盐少油菜品成了餐

厅最受欢迎的畅销菜品;签署申请承诺书的就餐人员均能克制自己,在就餐时不吸烟;就餐人员对餐厅的温馨提示方式表示欣然接受,回头客占80%。

南川区以创建带动健康餐厅推陈出新,以示范引领餐饮行业争相效仿,在“健康”“营养”“绿色”上下功夫、出实招,不断提高餐饮品质,既促进了餐饮行业的良性发展,又不断强化群众的健康理念和健康生活方式养成,同时在社会上营造出了健康新“食”尚的良好氛围。

专家点评

2017年南川健康素养调查结果显示,全区居民健康素养水平为14.26%,其中健康生活方式与行为素养水平仅为17.40%。居民生活方式粗放、健康意识薄弱、自我管控能力不足,亟待从政府层面对其生活方式进行引导和规范。南川区在解决这一问题时,从小处着手、从细微抓起,在“吃”这个要素上做文章,想了很多行之有效的办法。其中,由区食药监局、区卫生健康委牵头开展的健康食堂、健康餐厅等示范场所创建深受群众好评,通过在健康餐厅张贴健康饮食温馨提示、摆放宣传资料、设置自主健康检测设备、专人讲解引导、设计健康营养新菜单、推广无烟餐厅活动等方式,潜移默化地将健康的饮食习惯和方式传递给就餐群众。结果反馈,健康餐厅创建活动,大众的参与度高、接受度高,较好地实现了群众健康生活方式养成和餐饮业发展的双赢局面。

(点评专家:黄媛夷)

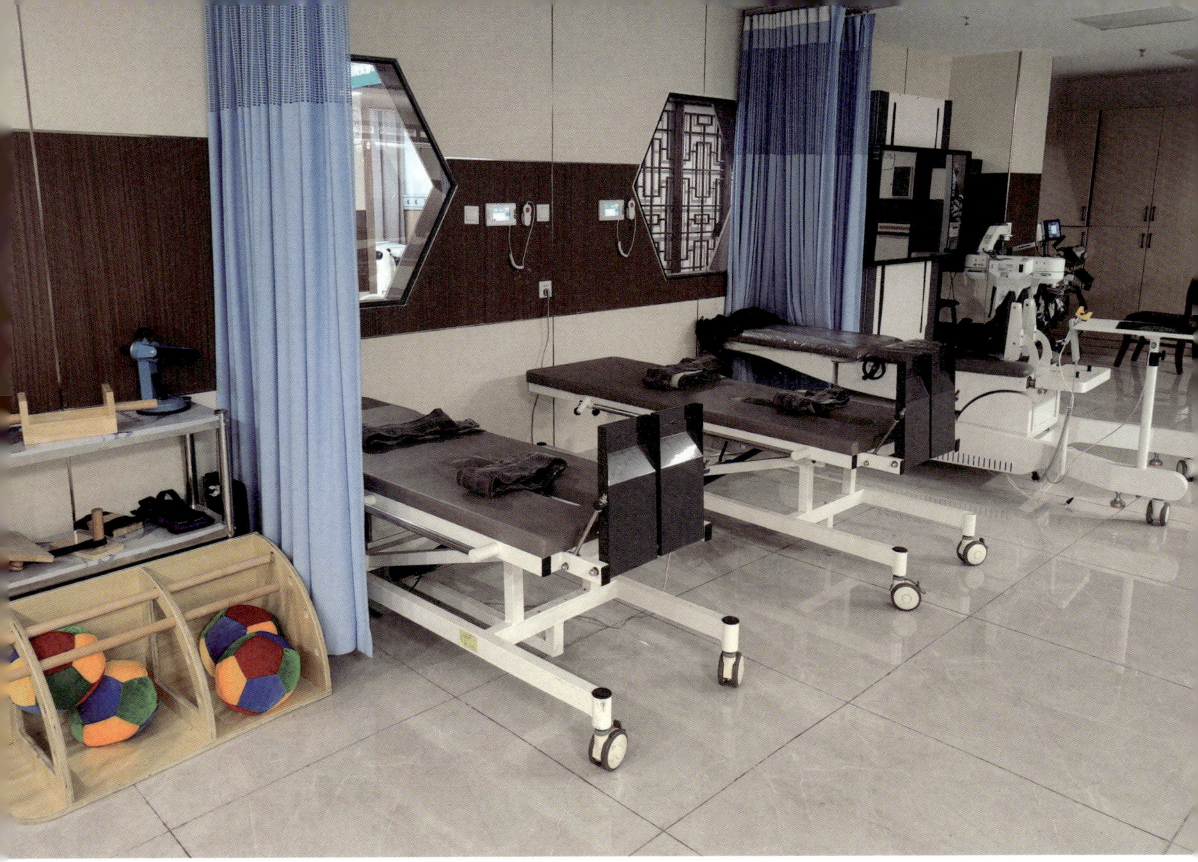

政府主导，医复结合，促进残疾人身心健康

——南岸区案例

案例概述

1998年，世界卫生组织将健康定义为“健康是身体、心理和社会适应的完好状态，而不仅仅是没有疾病和虚弱”。残疾人因为身体的伤残、社会适应能力的降低，种种落差，有可能导致其产生许多精神问题，而精神问题如果得不到专业的疏导和治疗，往往会产生不良的后果，给家庭和社会都带来极大的负担。南岸区残联联合区卫生健康委围绕全国健康促进区建设，为智力、精神及重度肢体残疾人群提供托养服务，为精神残疾和肢体残疾人群提供精准康复服务，结合残疾人托养机构、社工服务中心、精神卫生中心，开

展基本医疗服务、公共卫生服务和个性化康复服务,逐步提高残疾人群健康素养,帮助残疾人精准康复,改善生活质量。

一、主要做法

(一)政府主导,五个到位促行动

1. 组织领导到位

2017年,成立以区残联、区卫生健康委、区民政局、区人社局、区教委、区财政局等部门负责人为成员的区残疾人精准康复服务行动领导小组,负责组织实施区残疾人精准康复服务行动。同年,区残联等六部门联合制定了《重庆市南岸区残疾人精准康复服务行动实施方案(2016—2020年)》。2019年,印发《南岸区加强残疾人精准康复家庭医生签约服务工作实施方案》,明确部门职责,确保责任到位。

2. 经费保障到位

2018年,全年征收残疾人就业保障金5570万元,全面保障残疾人各项工作有序开展。

3. 专业队伍到位

依托市、区两级视力、听力、肢体、智力、精神残疾人康复技术指导中心,相关医保定点医疗机构和特殊教育中心的优质资源、辅助器具和专业技术力量,建立了区精神卫生中心、区疾控中心等专业精神康复和健康促进技术单位,残疾人托养机构、社工服务中心等托养服务单位。

4. 职责分工到位

社工中心侧重于个性化服务,医疗机构、民办托养机构侧重于专业性服务。社工中心主要在城乡范围内以镇(街道)、村(居)照料服务机构为依托,为残疾人提供生活照料和看护、适当生产劳动以及休闲娱乐活动等服务,有利于残疾人就近就便得到照料服务。医疗机构、民办托养机构充分利用本机构专业的设备设施、专业人员优势,采取日间照料和寄宿托养的方式,实施康复训练、手工编织、送医送药等服务,促进广大残疾人身心健康。

5. 基础情况摸排到位

区残联以全国残疾人基本服务状况和需求信息数据动态更新登记结果为依据，开展社区资源、残疾人士需求及家庭情况调研，筛选出有托养服务需求的残疾人信息，按照地域分布状况，分成南坪、弹子石、长生桥三个片区，并按照智力、精神和重度肢体残疾人分类，根据各类别残疾人身心特点，确定服务范围。

（二）政府购买，医复结合优服务

1. 政府购买服务，构建工作体系

积极构建以政府为主导、专业服务机构为骨干、街镇社工服务中心为依托的残疾人托养服务体系，推进政府购买服务方式，开展托养服务。自 2017 年起，区残联连续三年与社工服务中心、区级医院和区内民办残疾人托养机构签订委托合同，以政府购买服务方式为智力、精神残联人士及重度肢体残疾人提供托养服务，上门为符合条件的残疾人提供基本生活照料和护理、生活自理能力训练、心理健康服务、社会适应能力辅导、职业康复和劳动技能训练、辅助性就业服务、支持性就业服务和运动功能训练等方面社会服务。同时，还对部分残疾人进行入户探访建档，记录服务对象的基本信息、身体健康状况、心理健康状况、家庭综合情况、跟进服务计划执行情况，并记录服务内容等，对残疾人的健康进行长期稳定的跟踪记录。

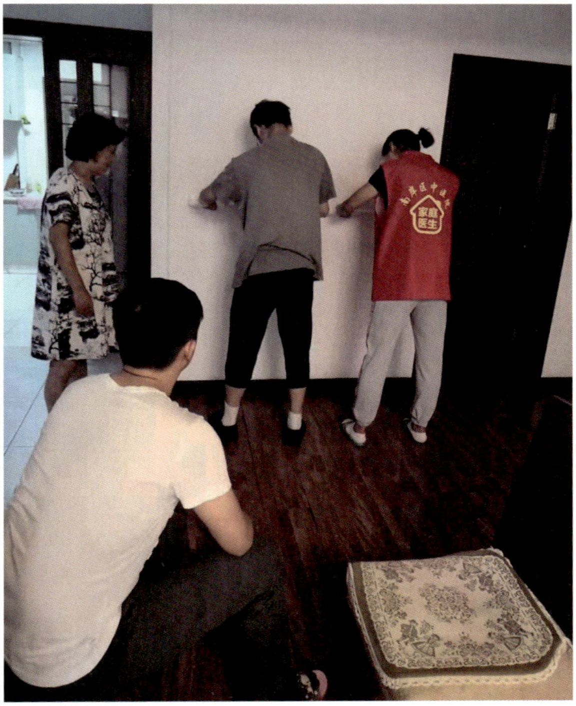

医院上门入户，为残疾人提供面对面的康复训练指导

2. 专业医疗队伍,促进康复之路

残疾人综合服务中心通过与重庆市第五人民医院、南岸区人民医院、重庆爱尔麦格眼科医院、南岸区精神卫生中心、南岸区中医院等单位签订协议,充分发挥专业优势,为视力、听力、肢体、智力、精神残疾病人提供专业康复,并发放定点机构康复训练补贴,为0—6岁听力、智力、肢体残疾儿童和孤独症儿童提供手术、辅助器具配置和康复训练服务。

3. 依托家医签约和基本卫生项目,推进医防融合

2019年,完成精神残疾人和肢体残疾人精准康复家庭医生签约和履约服务共计2400人。在居民健康档案的基础上,为已签约且有康复需求的持证残疾人建立重庆市残疾人精准康复家庭医生签约服务档案,根据残疾类型,为有个性化康复需求的残疾人制定康复服务方案,提供常见病及多发病的诊治、门诊预约、转诊等基本医疗卫生服务;通过评估残疾人的健康状况,制定现存慢性病诊疗计划,提出残疾人康复计划。同时,还融入健康体检、个性化健康指导、健康知识普及等基本公共卫生服务,为其制订不良生活方式改变计划、健康食谱营养计划。家庭医生所在基层医疗卫生机构不能满足残疾人的康复需求时,协调社区(村)残疾人专职委员,做好转介服务;对于一、二级残疾人,根据团队服务能力上门为其提供签约、基本医疗、康复护理等服务。

二、工作成效

(一)更多人享受政府服务

2018年,通过政府购买服务,有针对性地组织公益性社会组织竞争参与残疾人康复工作,全区4个公益性机构、2个公益性社会组织、4家有条件的民办康复训练机构参与了5100名残疾人的基本康复服务和1030名残疾人的托养服务。

(二)个性化康复服务增量

2018年,通过家庭医生签约服务,区中医院、区精神卫生中心、区中西医结合医院、长生桥镇卫生院共计为2000名残疾人开展了健康体检、中医康复、康复咨询、康复训练指导、康复培训、心理疏导等服务。

（三）精神残疾病人极端事件发生减少

针对贫困精神病患者托养问题，每个镇街选择了1—2名贫困狂躁型精神病患者，委托区精神卫生中心进行托养，每人每月补贴1200元。待病情稳定后，继续纳入门诊服药治疗，医生定期随访，指导居家治疗，保证了精神病患者治疗的连续性，降低了其病情的复发率，减少了肇事肇祸的发生。

（四）健康水平不断提高

一是通过对重度残疾和精神类残疾病人实施托养服务，减轻了家庭和社会的负担，残疾人的生活质量得到保障。二是通过社区康复机构的生活自理、认知、社交能力等训练，残疾人增强了社会适应能力，基本实现了生活自理，社交能力得到增强。三是通过提供的临床和公卫服务，残疾人提高了健康素养水平，培养了积极健康心理，改变了不良生活习惯，促进了身心健康。

三、思考与体会

（一）健康促进是核心

帮助残疾人，提高其健康素养是关键。健康知识宣传和技能培养应该贯穿残疾人的整个康复过程。提高残疾人对精准康复家庭医生签约服务的认知度和接受度，鼓励残疾人的亲友理解、关心残疾人，支持、配合残疾人的康复训练，并给予他们照料，可帮助残疾人群树立信心，增强自我康复意识。

（二）心理健康是重点

残疾人由于自身的身体缺陷和生活环境，在生活过程中形成了不同于健全人的特殊心理特征，常常会产生心理问题，而心理问题相对肢体残疾更加隐蔽，也不容易在短期内得到解决。因此，加强对残疾人的早期专业心理疏导非常重要。

（三）残疾预防是关键

要利用“爱耳日”、“爱眼日”和“精神卫生日”等卫生主题日，开展特定专题的重点宣传，增强广大群众的残疾预防意识，自觉接受对出生缺陷、药物中毒、疾病、意外伤害等致残因素的预防性干预措施，减少残疾发生率。服务人员在对残疾人及其家属开展服务时,要对服务对象进行“一对一”的针对性宣传教育,传授康复及护理方法,提高残疾人的自我康复意识及其亲属的照料护理意识。

(四)全社会共同参与是前提

残疾人是社会的一个特殊群体,需要整合医疗和社区等各种资源,多部门、全方位对其进行帮扶,提高整个社会对残疾人的关注度,促进残疾人身体、心理全面健康发展。

专家点评

健康是指身体、心理和社会适应各方面都处于良好和完美状态。传统观念认为,身体没有疾病就是健康,现在所说的健康,除了身体没有疾病和虚弱,还包括心理健康和社会适应。南岸区聚焦残疾人康复这一重点,利用家庭医生签约服务、托养服务等方式,加大对辖区残疾人的关心关爱和贴心照顾,解决了残疾人的心理健康问题,让他们真正实现了“身残志不残”。

(点评专家:何于一)

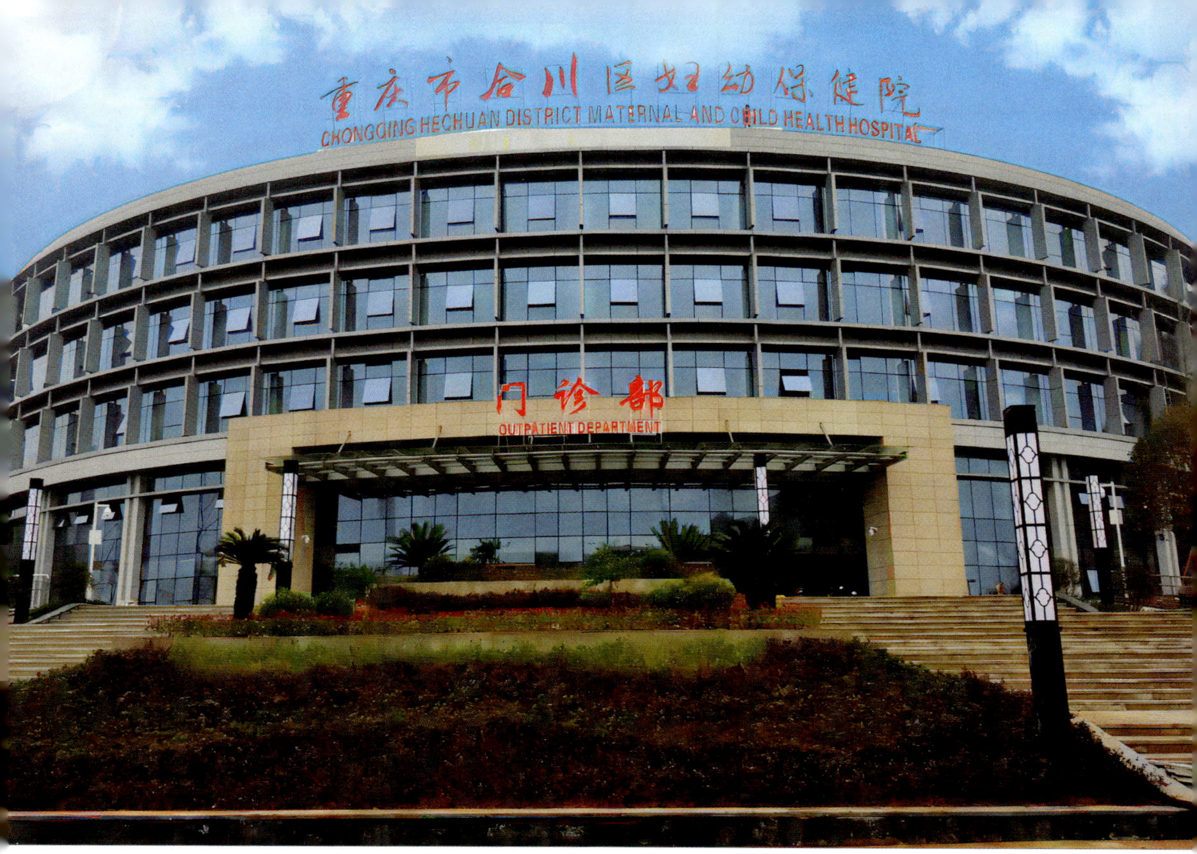

打造妇幼健康全周期优质服务

——合川区案例

案例概述

为全面贯彻落实党的十九大、二十大精神和全国卫生健康大会精神，解决广大妇女儿童的健康需求，提升妇女儿童健康素养水平，重庆市合川区坚持以问题和需求为导向，构建“政府主导、部门协作”联动工作机制，加强基层妇幼健康服务体系建设，实施妇幼健康优质服务示范工程。立足区域实际，打造妇幼健康全周期、全流程优质服务，创新性地将妇幼健康服务周期分为5个阶段，对应到17个服务环节和28个相关技术服务项目，通过一系列的合并、精简和优化，打造妇幼健康管理一张网、业务一条线。同时，深化拓展妇幼健康融合服务，落实基本公共卫生服务项目，探索分级分片分类管理,强化健康教育融入妇幼健康服务各周期各环节,促进了妇幼健康事业再上新台阶。2016—2019年,合川区基本公共卫生服务项目知晓率和满意率连续4年居全市第一,妇幼健康全周期技术服务工作模式在全市推广。

一、背景介绍

合川区位于重庆市西北部,距重庆主城区56千米,嘉陵江、涪江、渠江在此汇合,有著名的钓鱼城和涞滩古镇。全区面积2344平方千米,辖30个镇街,常住人口123.4万人。城镇常住人口80.2万人、城镇化率65%。全区承担孕产妇健康服务工作的医疗保健机构共37所,其中三级医疗机构2所,二级医疗机构3所(其中民营机构1所)、乡镇级医疗机构32所,有助产技术服务执业资格的医疗保健机构11所。

孕产妇死亡率和婴儿死亡率是反映一个地区经济发展状况的重要指标,也是体现妇幼健康服务水平的主要标志。2012年,全区孕产妇死亡率21.42/10万、婴儿死亡率4.86‰、5岁以下儿童死亡率8.28‰,孕产妇和婴儿死亡率控制欠理想。全区妇幼健康工作还存在着需求增长快、资源不丰富、体系不健全、能力不够强、队伍不适应、政策不配套等困难和问题,妇幼健康服务的主要矛盾仍然是人民群众日益增长的妇幼健康服务需求与服务供给能力不足之间的矛盾。面对新情况和新要求,合川区坚持以问题和需求为导向,构建"政府主导、部门协作"联动工作机制,加强基层妇幼健康服务体系建设,实施妇幼健康优质服务示范工程,走出了妇幼健康服务的高质量发展之路。

二、主要做法

(一)构建政府主导、部门协作的工作机制

1. 明确目标任务

区委、区政府高度重视妇幼健康工作,将妇幼健康工作纳入辖区经济和社会发展总体规划,将孕产妇死亡率、婴儿死亡率、孕前优生健康检查、免费基本避孕服务等核心指标完成情况纳入政府年度考核。

2. 加强部门联动

成立由区卫生健康委、财政局、人社局、教委、妇联、残联等单位共同组成的专项工作领导小组，建立联动工作机制，联合下发妇幼健康服务有关项目方案，定期召开工作协调会，及时解决有关问题，确保妇幼健康工作落到实处。

3. 加大经费投入

区政府将区妇幼保健院建设项目纳入交钥匙工程，新建院区于2019年11月正式投入使用。区财政投入3000万元为各基层医疗机构配强配齐妇幼专科设备，并将妇幼健康事业运行经费以及婚前医学检查等妇幼健康项目经费纳入财政预算体系。

（二）创新全周期、全流程优质妇幼服务品牌

1. 健全体系网络

完善区、镇、村三级妇幼健康服务体系，纵向构建妇幼保健技术服务网络。同时，将妇幼健康管理信息系统纳入智慧卫生项目建设，网络覆盖到村卫生室，信息实现区、镇、村一体化管理。

2. 推行全周期服务

按照服务时间节点，将妇幼健康服务周期分为“婚前期、孕前期、妊娠期、分娩期、产后期”5个阶段，对应17个服务环节和28个相关技术服务项目，通过合并、精简、优化，打造妇幼健康管理上一张网、业务上一条线，推广妇幼健康全周期服务包，拓展妇幼健康服务范围，使服务内容更加清晰、流程更加优化。积极开展生育全程健康教育活动，将健康教育融入妇幼健康服务各周期、各环节，制作免费服务项目政策宣传资料，广泛开展妇幼健康宣传活动。

3. 创新管理模式

实施“顺向转介服务机制”和“逆向倒查补漏机制”，做到群众健康服务不断档。成立妇幼专科联盟，明确各级医疗机构的职责定位，实现补位发展。鼓励从业人员参加国家生殖健康咨询师职业资格认证考试，全区通过率为99%，术前咨询及术后随访师资力量得到增强。

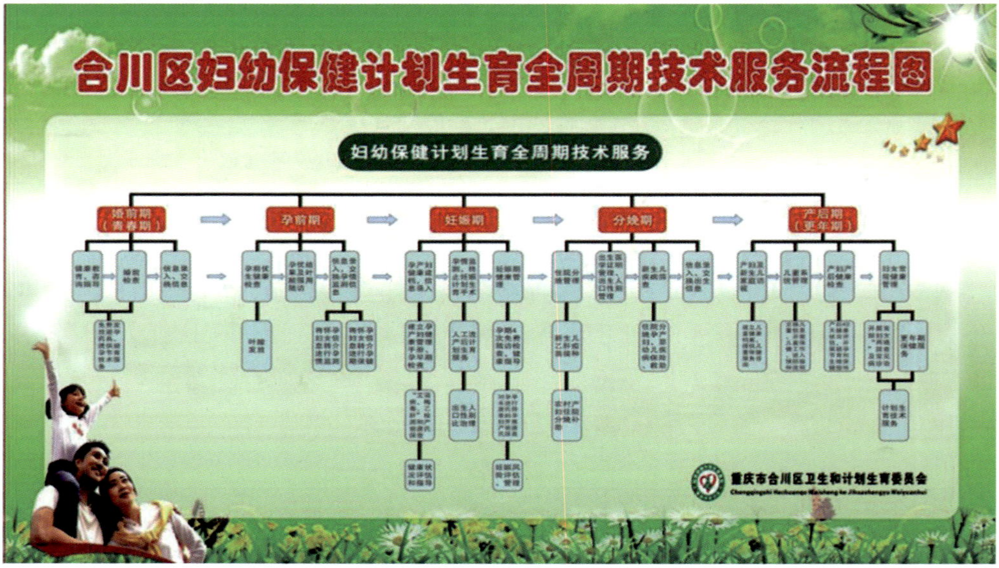

合川区妇幼保健计划生育全周期技术服务流程图

（三）做实妇幼公共卫生服务项目

一是推行服务券管理模式，落实孕产妇、儿童基本公共卫生服务项目；将“两癌”筛查纳入政府重点民生工程，将孕产妇艾滋病、梅毒和乙肝免费检测纳入孕早期检查的必查项目。实施免费婚检、孕妇产前筛查和新生儿疾病筛查、0—6岁儿童残疾筛查，全面推进待孕妇女增补叶酸预防神经管缺陷项目，加强基本避孕服务管理，减少非意愿妊娠。实行孕产妇健康服务向二级医院和民营医院放开，儿童健康服务向区直医院放开，提高服务可及性。二是结合家庭医生签约服务，推出婴儿游泳、抚触、产后中医药康复等个性化服务包，在行政服务大厅、公园、商场、医院、火车站等公共场所按标准建设母婴室，满足孕产妇和婴幼儿需求。三是严格母婴保健服务机构和人员资质准入，健全质量管理与控制体系，定期开展质量检查和指导。强化母婴安全管理，实行危重孕产妇和危重新生儿分级分片分类管理模式。

三、工作成效

通过全区上下的共同参与，合川区妇幼健康各项指标稳步提升。在市卫生健康委委托第三方对区县的基本公共卫生服务项目知晓率和满意率调查中，2016—2019年合川区连续4年居全市第一。2022年，全区孕产妇早检率为96.25%、产后访视率为96.64%、孕产妇死亡率为0、新生儿死亡率为0.81‰、婴儿死亡率为1.63‰、5岁以下儿童死亡率为3.67‰，妇幼健康各项指标名列重庆市前茅。合川区妇幼健康全周期技术服务工作经验在全国工作推进会上做交流，妇幼健康全周期技术服务工作模式在全市推广，重庆30个区县及贵州、四川等省市区县前来参观学习。

专家点评

妇幼健康一直是大健康领域的重要组成部分，也是新时期医疗卫生工作的重点，妇幼健康工作关系着广大妇女儿童的切身利益，也关系着各级政府落实民生福祉的成效。合川区委、区政府高度重视妇幼健康工作，坚持以问题和需求为导向，通过实施妇幼健康优质服务示范工程，加强基层妇幼健康服务体系建设，全力打造妇幼健康全周期、全流程优质服务。合川区创新性地将妇幼健康服务周期的5个阶段，对应到17个服务环节和28个相关技术服务项目，通过合并、精简、优化，打造管理上一张网、业务上一条线。与此同时，深化拓展妇幼健康融合服务，落实基本公共卫生服务项目，促进本区妇幼健康事业又好又快地发展。2016—2019年，该区基本公共卫生服务项目知晓率和满意率连续4年居全市第一，妇幼健康全周期技术服务工作模式在全市推广。

（点评专家：黄媛夷）

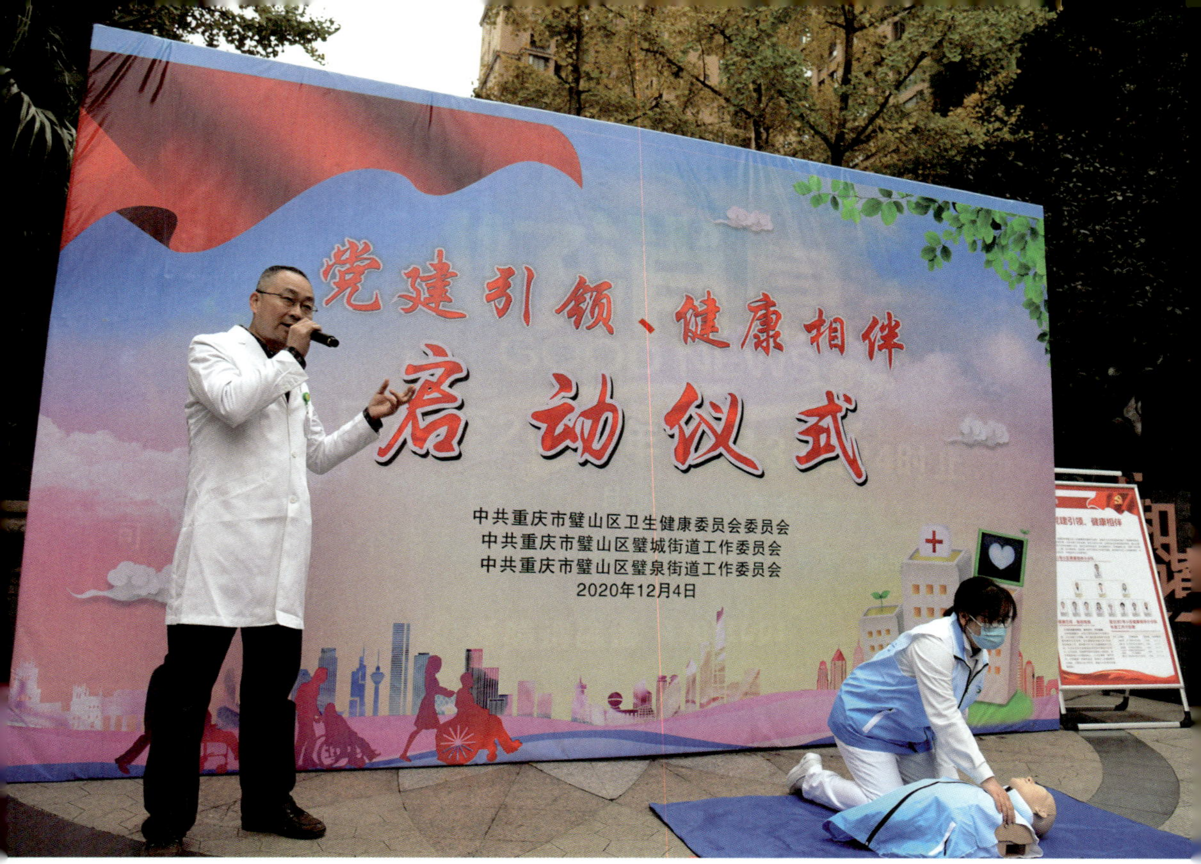

党建统领、健康相伴，打通社区健康服务“最后一公里”

——璧山区案例

案例概述

为贯彻落实健康中国战略，建设“健康璧山”，解决小区居民健康问题，全面提升城市社区居民的获得感、幸福感和健康水平，2019年以来，重庆市璧山区以深化城市基层党建为统领，推动健康服务重心向基层下移，创新探索“党建统领、健康相伴”模式，推动党的组织体系和医疗卫生服务体系深度融合，构建起以小区党支部为统领、医疗技术把关、业主委员会实体化运行、全体业主共同参与的城市基层健康服务新格局。

一、背景介绍

随着我国经济社会的快速发展和城市化进程的加快推进，城市基层党建、城市社区居民健康越来越受到关注。

（一）党建“真空”

2019年以前，居民小区普遍存在党建空白，党的健康主张在小区难以落实，党组织的战斗堡垒作用难以发挥，党员的先锋模范作用难以体现，群众感受到党员温度有待提升。

（二）治理“错位”

在现行区—街道—社区社会治理体制下，由于物业服务企业的逐利本质，与业主实际需求之间的天然“错位”，导致健康服务不到位的问题时有发生，群众的获得感、幸福感不够。

（三）服务“失能”

随着居民生活水平的提高，居民对健康服务水平的要求越来越高，但社区健康服务水平没有跟上经济社会发展的脚步，居委会健康服务职能与小区居民现实需求脱节，居民对美好生活的向往与现实仍有很大差距。

为改善和提高居民健康素养，加强社会健康服务能力建设，打造共建共治共享的社会大健康新格局，璧山区委实施“党建统领、健康相伴”工程，区委书记亲自部署、部门合力高位推动，通过党支部建在小区里，医务人员到小区报到，把党建统领健康服务延伸到城市最末端，把实现人人参与共享健康的愿景具体化，有效补齐城市基层党建和健康服务短板，不断提高城市社区健康促进水平。

二、主要做法

璧山区在深入调研的基础上，从2019年1月起靶向开展“党建统领、健康相伴”工作，积极探索小区党支部领导下的城市居民小区健康服务新路径，有效打通城市基层健康服务“最后一公里”，探索形成可复制、可推广的城市基层党组织统领社区健康促进的“璧山做法”。

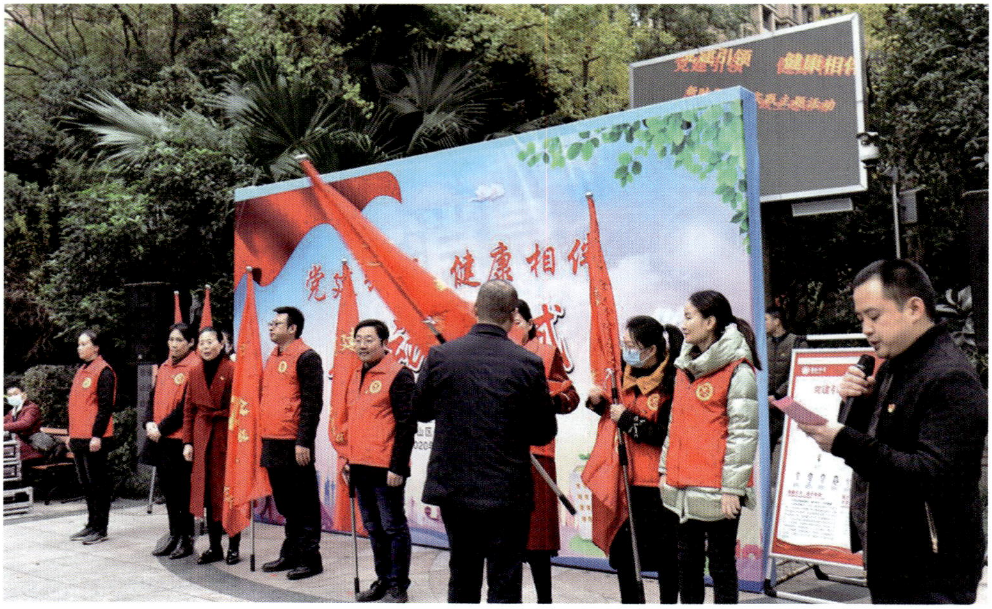

“党建统领、健康相伴”启动仪式

(一)完善组织体系框架,夯实健康服务根基

1. 突出党支部健康促进作用

2019年,出台《城市居民小区党支部建设暂行办法》,把党支部建在小区里,把党小组设在楼栋里,构建起城市基层“街道党工委—社区党委—小区党支部—楼栋党小组”四级架构,让党的组织阵地延伸到小区,解决了健康服务组织体系“最后一公里”空白。党员和医务人员到居住小区报到,承诺践诺,并对其健康促进工作实行考核评价。遴选书记、支委、楼栋(单元)党小组长,每个小区选优配强健康服务“带头人”,突出小区党支部保障居民健康服务的功能。

2. 优化机制统领健康服务

2019年,出台《小区党支部十项任务清单》,靶向指引小区党支部收集居民健康需求、建立健康服务清单、统领小区规范成立业主委员会等重点工作,确保小区党建工作“干有路径”,健康服务“干有方向”。建立“支部吹哨、党员报到、健康把脉”制度,融合小区党支部统领作用与健康服务资源,以扁平化健康保障机制高效破解小区居民健康促进“中梗阻”难题。

（二）建立健康服务体系，增强居民健康意识

1. 完善公共服务

探索建立“城市生活网”，打造“线上+线下”智慧平台，集成智慧党建、便民服务等功能，积极推进家政、托幼、养老等大健康服务进小区。新建小区严格按照2019年《璧山区城市规划管控引导手册》配建托幼养老等公共服务设施；老旧小区通过购买、置换、租赁等方式嵌入式建设托幼养老服务设施，有效补齐“幼有所育、老有所养”健康服务短板。

2. 延伸健康服务

建立医务人员居住小区台账，医务人员主动亮明身份，到小区党支部报到，组建健康小分队，下设健康小组，结合小区实际，实施健康精准管理和措施动态调整，接受小区居民卫生健康咨询。拓宽卫生下乡覆盖面，将医疗卫生机构结对包建社区工作延伸到小区，推动医院科室、小区健康小分队互联互动，引导医疗服务资源下沉到小区，聚焦“一老一小”群体健康，结合有健康个性化需求的居民，积极探索个性化健康服务，完善小区健康服务功能。

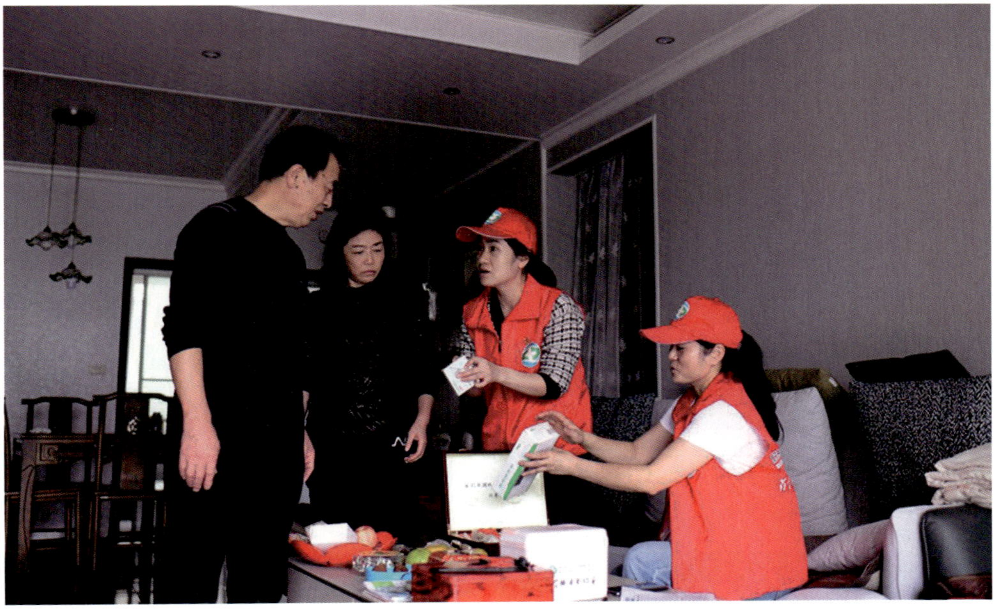

健康小分队上门送健康服务

3. 拓宽健康服务领域

以“小区的事不出小区”为导向,帮助居民解决“心堵、气不顺”健康小问题。在小区党群服务中心(站)、小区调解室,面向小区居民实行点单式服务,协调解决邻里纠纷、乱停乱放等各类影响居民心情的问题,使小区居民事有地说、难有人帮、怨有人解,实现“小区的事小区办”,增进居民和睦。

4. 深化志愿服务

小区党支部牵头建立小区党员志愿服务队,开展垃圾分类宣传、小区环境整治、关爱留守儿童和空巢老人等志愿服务活动,带动小区居民广泛参与,形成了自我健康服务的良好局面。结合新时代文明实践中心建设,建立志愿服务积分兑换机制,明确参加志愿服务积2分/小时、小区集体公益活动积5分/次等规则,每积1分按照1元标准,可在党群服务中心兑换相应价值物品,使小区互帮互助的志愿服务氛围更加浓厚。

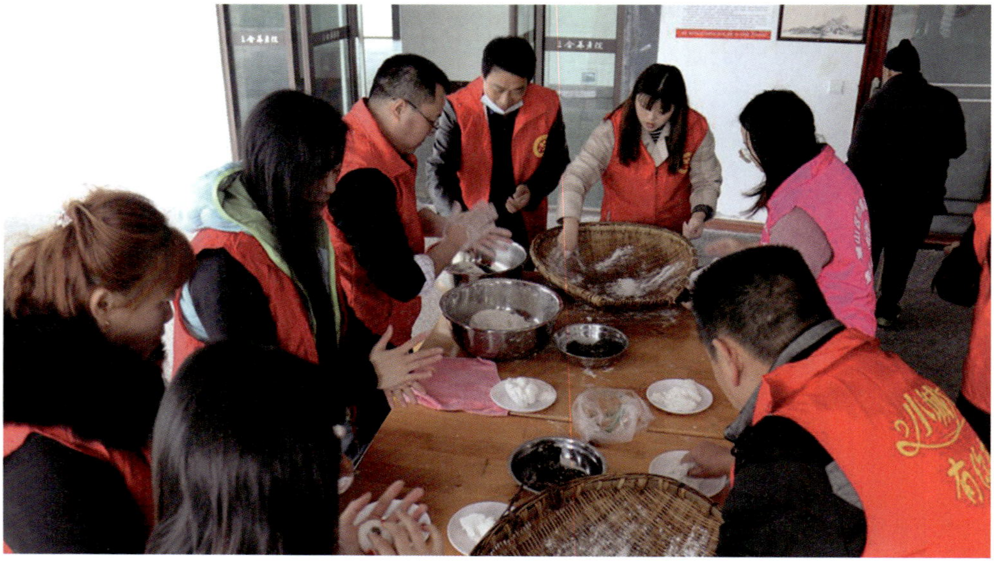

关爱空巢老人志愿服务活动

三、工作成效

璧山区实施“党建统领、健康相伴”工程探索共建共治共享的健康服务新格局取得显著成效,有力夯实了基层党建,有效提升了群众健康素养水平,极大地增强了居民的获得感、幸福感。

（一）健康基础更加稳固

党支部建在小区里，健康服务延伸到小区，实现健康服务末端覆盖，进一步夯实城市健康服务的基础。截至2020年，全区已建立150个小区党支部，8000余名在职党员回“生活圈”报到，其中处级领导干部200余名，主动担任楼栋小组长、单元长等“领导职务”，成为健康服务的“骨干力量”。1000余名医务人员主动到小区报到，受益群众超过10余万人。

（二）健康末梢更有活力

“党建统领、健康相伴”新模式，把健康服务延伸到小区末梢，将党员、医生与居民汇聚到小区平台，为居民提供“小病身边咨询，大病转诊通畅，健康有人管理”的健康促进服务，让小区医生成为每个家庭的健康守门人，有效保障居民全生命周期、健康全过程，实现人人参与共享健康服务。

（三）健康小区更加和谐

小区健康服务坚持问题导向、发展取向、民生指向，着力解决小区居民“急、忧、盼”的切身利益问题，小区环境脏乱、公共设施破坏、公共利益受损、小纠纷引发大矛盾等乱象得到有效治理，涉诉涉访事项大幅度减少，邻里关系更加融洽和睦，群众满意度不断提升。比如，凤凰城小区党支部统领业主委员会成立矛盾纠纷调解组，吸纳小区居民中的法律工作者，宣传法律知识、提供法律咨询、化解居民矛盾，营造小区良好的法治氛围。

（四）健康生活更有品质

“党建统领、健康相伴”工程顺应了群众的美好生活新期待，促进了城市居民小区健康功能和品质提升。“城市生活网”指尖一键解烦忧，为居民提供全能、精准、暖心的服务，用大数据、智能化手段让居民感受到“城市让生活更美好”。比如，天湖花园是一个典型的老旧多层住宅小区，2020年，小区业主委员会运行一年，结余物管费、公共收益等资金30余万元，经业主大会同意将10余万元用于改造消防通道、新建生态停车位等。业主委员会还积极协调因老旧小区改造加装电梯产生的矛盾纠纷，成功安装了35部电梯，有效提升了小区居民的生活品质。

专家点评

居民住宅小区治理是难题,健康促进难进小区。璧山区大力推动党组织全覆盖居民住宅小区、楼宇,发挥党支部统领作用,把居民、党员、医生资源整合到居民小区,一起发力服务居民健康,构建了和谐小区,促进了居民健康,提升了生活品质。璧山区之所以能够通过这一路径取得良好成效,一是以提升居民生活品质为出发点,把居民健康需求纳入小区治理的重要内容来推动;二是把解决小区的小事作为大工程来抓,由区委书记亲自挂帅推动;三是充分调动小区住户、志愿者参与,特别是把党员这支力量、把医生这支专业队伍通过机制沉入了小区,形成了有力量统领、有专业引导、全社会广泛参与的推动合力。

(点评专家:何于一)

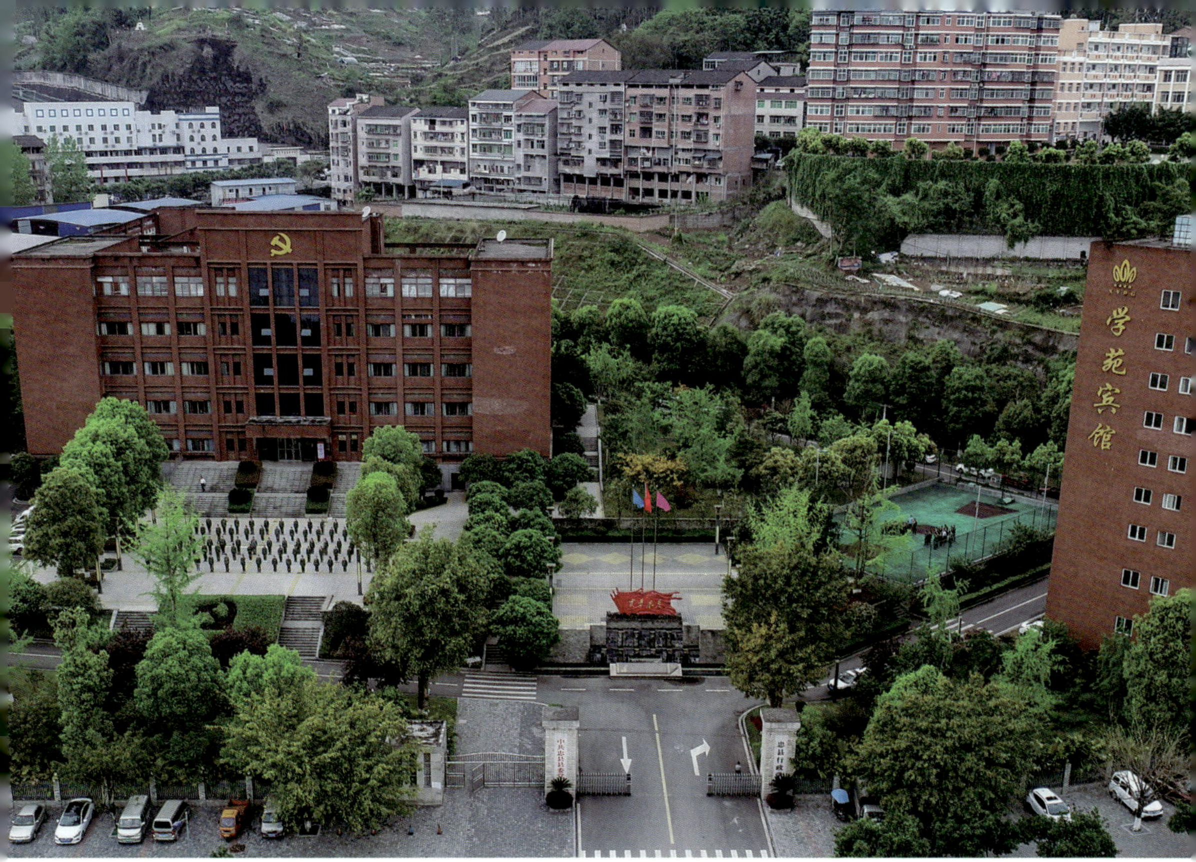

健康知识进党校，转变思想促健康

——忠县案例

案例概述

忠县大力推动“健康知识进党校”实践活动，把“将健康融入所有政策”的健康促进策略深植领导干部队伍中，把增强领导干部队伍的科学决策思维、培养领导干部的健康意识作为落实健康促进工作的重要举措，以优化健康促进服务为抓手，以提高领导干部健康素养为重点，以提升各部门健康政策与行动协同的领导力为导向，有力推进“健康中国重庆行动”忠县实践落地落实，真正实现转变思想促健康。

一、背景介绍

忠县以创建国家慢性病综合防控示范区、国家卫生县城、全国文明县城为契机,以提高领导干部自我健康意识和提升领导干部在实践中的健康科学决策思维能力为核心,自2014年以来,在县委党校开设健康教育课,大力推动“健康知识进党校”实践活动,将健康教育课程纳入全县新提拔领导干部、公务员定期轮训及领导干部、改非干部等培训班的培训内容中。

二、主要做法

(一)优化教育师资

第一,结合健康县区建设,成立了忠县健康专家委员会和忠县医学会专家库,在全县严格选拔政治立场坚定、专业技术过硬的各行各业专家,定期在县委党校对各行各业领导干部开展培训,真正将健康理念和健康思维融入领导干部意识中。

第二,遴选历届县委、县政府分管卫生工作的领导作为培训师资,让他们将自己的实践经验和思维理念分享给新一代领导干部。

(二)鉴别健康需求

第一,卫生健康部门每年对全县重大疾病、重点健康危险因素、病媒生物、公共场所卫生等监测及全县机关(企)事业单位职工、学生健康体检等数据进行分析,并参照健康县区评估人群调查参考方案,选择社区居民、学校师生、机关事业单位职工开展健康素养、健康需求调查和评估。

第二,忠县健康专家委员会每年定期向各部门收集全县空气、饮用水、食品、环境、污水垃圾处理、卫生厕所、社会保障、养老、就业、文化教育等监测数据,实时掌握全县健康资源情况。通过多部门协作配合,每年全方位、多维度、综合性分析全县主要健康问题和健康资源情况,为领导干部健康教育课程提供指引。

(三)督导教学质量

第一,对教学质量及师资水平实行“一课一评估、一教一评估、半年阶段性评估、年终综合性评估”的考核评估方式,以高水平师资保证教学课程的质量,实时掌握学员的需求。

第二，对学员实行“一课一测评、结业一考核”，每次讲课完成后，对培训对象采取多形式测评或考核，学员考核合格后才能拿到培训合格证书。调查显示，学员对教师授课题目满意率为100%，对教师授课质量满意率为100%，学员考试合格率为100%。

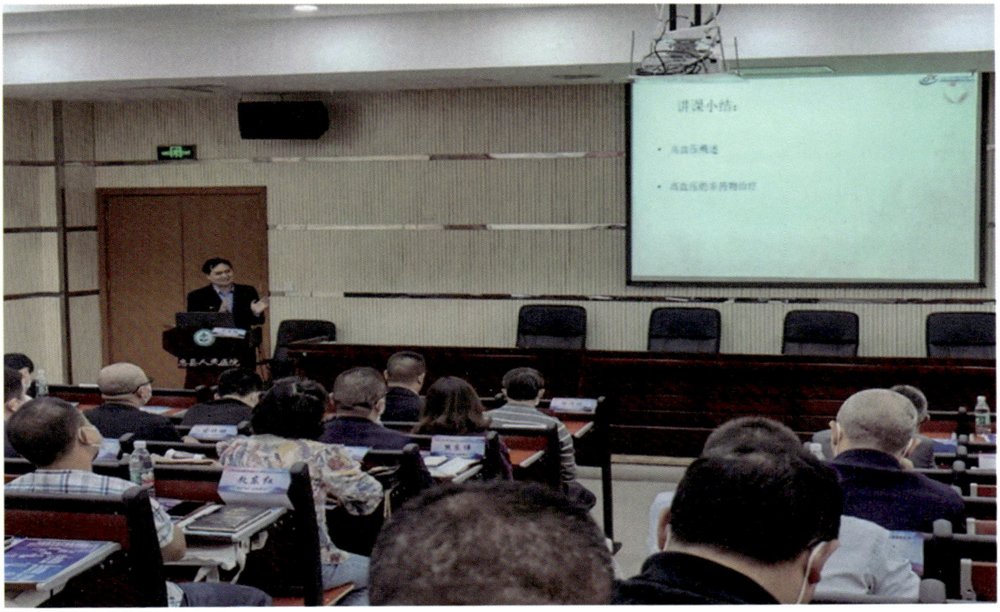

健康科普专家在县人民医院为公务员讲授高血压防治知识

三、工作成效

通过开展“健康知识进党校”活动，科学设置课程，严把教学质量关，不仅提高了领导干部队伍的自我健康意识，更使“将健康融入所有政策”健康促进策略深植领导干部队伍中，有效促进了全县形成健康问题的扁平化管理和中枢型连接组织，在健康协同转变思想促健康方面取得明显成效，实现了“两个开创”和“两个提升”。

（一）开创了“健康知识进党校”课程新品牌

忠县作为示范典型，其工作经验在全市健康促进与教育大会上交流发言，市健康教育所将忠县“健康知识进党校”课程新品牌引入重庆市委党校培训课程。

(二)开创了领导干部践行健康生活方式、争做示范标兵的新局面

领导干部通过学习健康知识与技能,提升了健康意识,自觉改变了不良生活习惯与行为,成为践行文明健康生活方式示范标兵。

(三)提升了领导干部科学健康决策思维

通过"理论+实践"的教学模式,让领导干部将健康理念学以致用,有效培养了各行业领导干部在决策中的健康思维,明显促进了政府的内生动力。截至2022年4月,共授课160学时,近2000人的干部队伍接受了健康知识培训,全县制定健康政策12条,专家委员会修改部门决策18条。

(四)提升了健康促进工作的领导协同力

党员干部通过学习健康知识,培养"将健康融入所有政策"的意识,在健康社区、健康家庭、营养健康餐厅、营养健康食堂、无烟党政机关、健康一条街、健康步道、健康主题公园等一系列健康场所和健康环境共建中,发挥了对健康促进工作的协同作用,有力地推进了健康促进建设工作,取得明显成效。

四、经验与展望

领导干部作为各级健康政策的中间实践者,是各个地方、各个领域、各个单位、各级组织的"头雁",具有传承引领作用,因此,转变领导干部的健康意识更为迫切。领导干部转变了意识,才能在决策上转变思维,转变了决策思维,才能带领各思维领域转变成支持协同的工作模式,"将健康融入所有政策"策略才能真正落地见效。

"将健康融入所有政策"策略付诸行动远比设定目标困难,需要不断转变各类人群的健康意识,成立健康专家委员会,建立公共健康政策审查制度,形成一体化行动响应机制并持续分担健康发展责任。区县是发展经济、保障民生、社会稳定承上启下的关键,是实施决策的发力点和着力点,因此在全县层面还需继续强化转变意识、强化制度实践、强化健康协同。

专家点评

忠县位于重庆市中部、三峡库区腹心地带，是国家慢性病综合防控示范区、国家卫生县城、全国文明县城，以及公立医院综合改革国家级示范县。该县大力推动“健康知识进党校”实践活动，在县委党校创造性地开创健康教育课程新品牌，其健康教育课程被引入市委党校培训课程。通过多年的教育实践，“将健康融入所有政策”健康促进策略深植全县领导干部队伍中，增强了领导干部队伍的科学决策思维能力和健康素养水平，忠县从领导干部入手，转变思想，促进健康的做法值得学习。

（点评专家：刘亮晴）

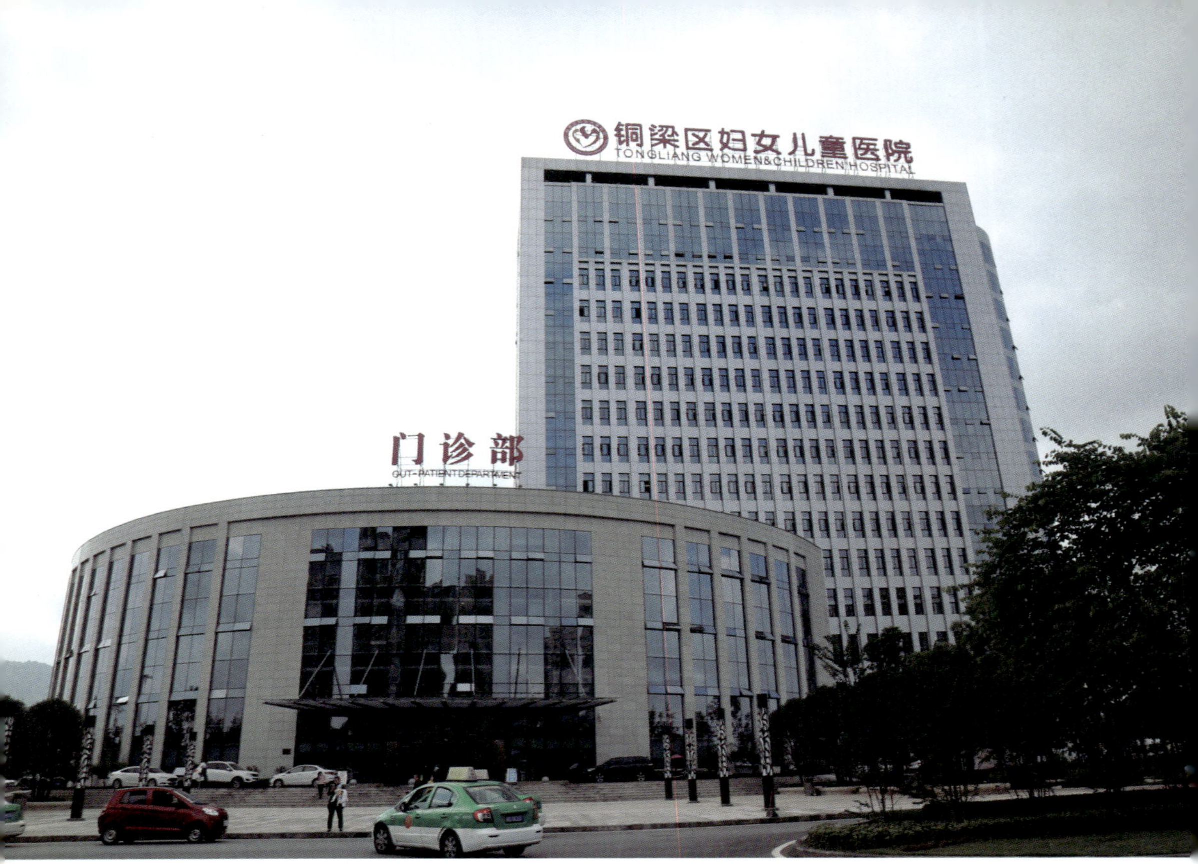

创建国家级青春健康教育基地，推动青少年身心健康发展

——铜梁区案例

案例概述

随着社会的发展和群众健康意识的提高，青少年健康促进工作越来越受到关注。为让青少年较全面地了解生殖健康知识，推动青少年身心健康发展，铜梁区妇幼保健院认真贯彻落实《"健康中国2030"规划纲要》精神，依托健康教育科普基地，打造青春健康俱乐部，广泛开展青少年性与生殖健康宣传、教育、培训、咨询和相关服务活动，推进家庭、学校、社会"三位一体"紧密互动，成功创建市级青春健康教育示范基地、国家级青春健康教育基地。

一、背景介绍

随着人们生活水平的大幅度提高，青少年青春期发育年龄普遍提前，青少年性健康教育不足带来的问题越来越突出。2019年，铜梁区妇幼保健院成立青春健康俱乐部，旨在为青少年提供健康促进、健康教育、心理咨询等方面的服务。青春健康俱乐部拥有一支专业的团队，包括医生、护士、心理咨询师等，通过多种形式的青少年活动，为青少年提供全面、科学、实用的健康知识和技能，大幅度提高了辖区青少年的性健康素养，使青少年的身心健康发展。

二、主要做法

（一）加强组织领导

妇幼保健院领导高度重视青少年性与生殖健康教育工作，由分管副院长牵头，公共卫生和健康教育科负责日常工作，组织青春健康讲师每年常规开设青少年性与生殖健康教育课程，不断提升辖区青少年健康素养。

（二）加强阵地建设

1. 加强青春健康教育基地规范化建设

打造可容纳120余人的青春健康俱乐部，包括技能培训室、展览教育室、图书阅览室、心理咨询室等。购置教学模型、电脑、LED显示屏、音箱、课桌椅、电视机等设施设备，配备听诊器、血压计、身高/体重秤、检查床等，满足青少年健康检查需求。

2. 完善俱乐部制度

制定各项管理制度，确定工作人员职责、讲师职责等，明确青少年友好服务流程、院内转介制度，为青春健康俱乐部高质量运行提供制度保障。

3. 落实专项经费

每年初即制订健康教育工作计划，将青少年健康促进纳入每年常规工作中，年初预算专项经费，确保青少年健康教育工作可持续发展。

(三)加强师资培训

一是青春俱乐部配备专兼职青春健康讲师17名,每年积极选派师资参加市级青春健康师资培训。二是定期对全区从事青少年健康教育的医务人员、全区中小学校医和健康教育教师开展业务培训。自2019年青春健康俱乐部建成以来,累计开展青春期保健培训班4期,参训人数达400名。三是定期对院内青少年性与生殖健康促进项目工作人员开展培训,培训对象包含计划生育科医生、妇科医生、青春健康讲师和志愿者,提高其服务能力。四是注重师资自我能力提升,组织开展妇幼健康教育技能授课大赛,选拔出优秀选手,为青少年健康促进工作的开展提供强有力的保障。

(四)加强服务工作

-是建立青少年友好服务门诊。安排2名医生从事青少年保健门诊工作,分别为男生、女生提供相应诊疗服务。制定并落实青少年常见疾病诊疗常规,为青少年提供健康咨询、诊疗、常规检查等服务。二是购买青少年喜爱的图书、报纸、杂志等读物,丰富其候诊时的活动。三是为青少年提供电话咨询、网络咨询等便捷服务,提高青少年服务的可及性。四是编印并发放青少年保健知识宣传折页10万份,扩大青春健康教育覆盖面。五是开展机构内健康教育活动,2021—2023年,接待学习参观的青少年26批次,共计2042人。

(五)加强宣传教育

1. 多形式开展活动

一是举办"青春健康课堂"进社区、进企业、进学校活动,2022—2023年共计举办72期,受益青少年20474人。组织镇街开设"青春健康课堂"66期,受益青少年7188人。二是提供机构外门诊服务,依托校内卫生室,在全区40所中小学、职教中心建立校园门诊,定期安排青春期保健医生进校坐诊,为学生提供个体咨询服务。三是利用世界人口日、卫生下乡义诊、志愿服务等活动,发放青春期保健宣传资料,引导家长重视孩子青春期教育问题。四是2022—2023年,在全区针对中学生、职教中心学生、大学生、社会青年开展青春期问卷调查,发放问卷2470份,了解青少年青春期保健知识获取途径、知识掌握情况,使青少年健康知识知晓率达90%。五是2022—2023年,招募社会青少年74名,开展两期青少年暑期夏令营活动,招募20名青少年,开展乡村振兴和社会实践活动。引导青少年正确认识青春期身心变化,学会正确保护自己,掌握艾滋病防治知识,提高人际交往能力。

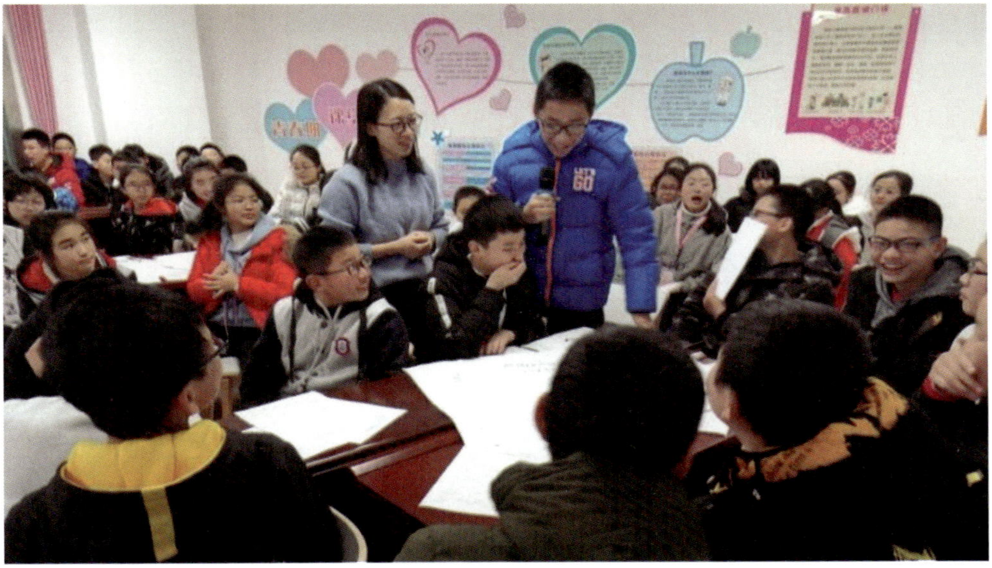

青少年俱乐部的参与式互动教学

2. 加强避孕知识宣教

在全区人流集中的公厕、超市、社区设置避孕药具自助取用柜49个，开展避孕知识宣传活动，向青少年免费提供避孕药具，减少非意愿妊娠的发生。

3. 开设健康知识宣传栏

依托社区宣传阵地，设立宣传栏，制作宣传折页，并通过电视、微信公众号等对校外青少年进行性与生殖健康方面的知识宣传。2021—2023年，共制作校外宣传栏90块，公众号发布青少年生殖健康科普文章15余篇，点击量4000余次。

4. 用好区内新闻宣传平台

利用《铜梁报》、铜梁电视台、铜梁APP、铜梁手机台等区内媒体，加强青少年保健项目专题报道，扩大青少年保健宣传面，营造良好社会氛围。

三、工作亮点和成效

（一）将青少年性与生殖健康内容融入日常教学

与教育部门深度协作，把学校纳入青少年外展服务活动重要阵地，统一组织中小学生到区妇幼保健院青春健康俱乐部开展健康教育知识讲座、同伴教育等活动，使在校青少年从小学五、六年级起就开始接受适合年龄段的系统培训,改变了过去课堂上"老师不好意思讲,学生不好意思听,有问题没地方问,有困惑不知道怎么办"的局面。

(二)成功创建市级、国家级青春健康教育基地

2019年,以青少年健康关爱基地、青春健康俱乐部、孕妇学校、儿童家长学校为主要内容的健康教育基地成功创建,命名为"铜梁区科普基地"。2021年获批重庆市首批青少年关爱示范基地,2022年获批重庆市青春健康教育示范基地,2023年获批国家级青春健康教育基地。

(三)申报青少年项目取得重大进展

将"青少年性与生殖健康教育系列活动"作为2020年铜梁区社会科学普及活动项目;2021年、2022年、2023年成功申报铜梁区计生协青少年关爱项目;2022年向区社科联成功申报青少年性与生殖健康知识普及项目;2022年,向中国计划生育协会成功申报国家级生殖健康综合服务试点项目。各级项目的成功申报,为青少年健康教育工作的开展提供了经费支持和保障,有力促进了青春健康俱乐部的建设。

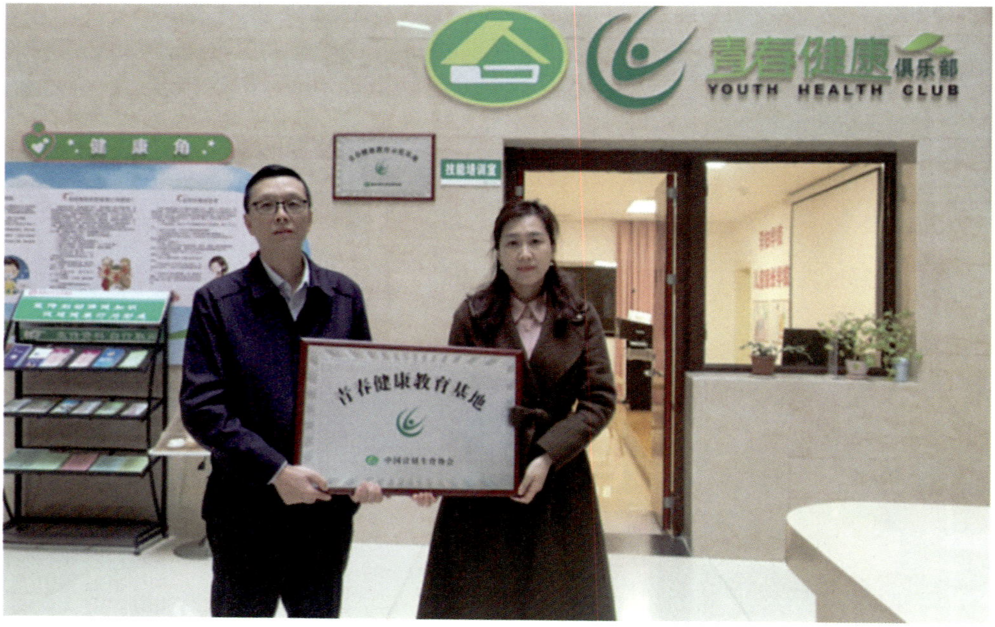

青春健康俱乐部获批国家级青春健康教育基地

专家点评

铜梁区妇幼保健院在青少年健康促进的实践中具有创新性、可持续性，取得了显著的效果，提高了青少年的健康水平，对青少年的健康成长起到了积极的促进作用。该案例在促进青少年健康的实践中具有可复制性，可以为其他区县提供借鉴和参考，促进青少年健康的共同发展和进步。

（点评专家：段渝波）

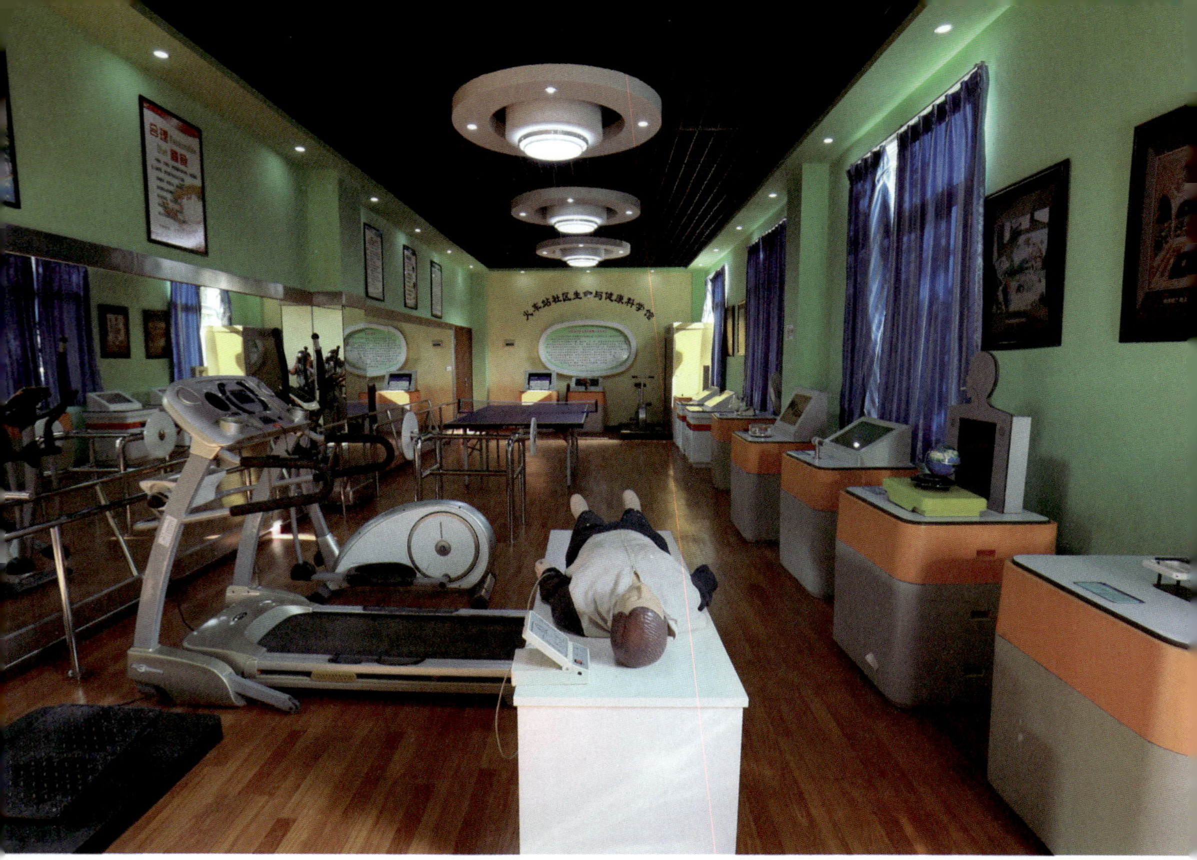

深化健康科普，做实健康服务，打造健康永川

——永川区案例

案例概述

近年来，永川区紧紧围绕“健康永川”建设目标，健全完善党委领导、政府主导、部门协作、社会参与联动协调机制，全面贯彻“将健康融入所有政策”策略，广泛开展健康知识普及、健康环境营造、健康文化弘扬、健康技能传授等健康科普活动，促进健康元素与环境整治、生态提升、教育体育等充分融合，引导居民养成良好的卫生行为习惯和健康生活方式，推动健康永川建设取得显著成效。

一、背景介绍

永川位于长江上游北岸、重庆西部，距重庆中心城区55千米，距成都276千米，是成渝地区双城经济圈枢纽节点、重庆主城都市区战略支点、现代化新重庆重要增长极。全区面积1576平方千米，辖7个街道、16个镇，常住人口114.9万人。现有公立三甲医疗机构3家、三级妇女儿童专科医院1家、二级公立医疗机构1家、基层医疗机构23家，疾病预防控制中心1个，精神卫生专业医疗机构1家、卫生监督机构1个。

二、主要做法

全面贯彻习近平总书记关于健康中国的重要论述，深入落实《"健康中国2030"规划纲要》，着力发挥高质量发展核心优势，深化健康科普、做实健康服务、完善健康环境、弘扬健康文化，全力打造"健康永川"，为加快建设现代化区域中心城市提供坚强健康保障。

（一）全链条参与、全方位落实，着力推动健康科普纵深发展

永川区在把"健康永川"建设纳入现代化区域中心城市建设中思考谋划、推动落实，不断健全完善党委领导、政府主导、部门协作、社会参与联动协调机制。

1. 坚持从高位推动

2023年，以区政府名义出台《永川区创建健康区工作实施方案》，成立由区政府领导牵头负责、各相关部门和镇街参与的创建工作小组，明确创建工作指导思想、目标任务、工作步骤、时限要求等，层层压实创建工作责任，确保创建工作落实、落地、见效。

2. 坚持多部门联动

充分发挥永川区各级医疗机构主战场作用，系统集成宣传、教育、交通、市政、城建等部门特殊优势，通过打造"健康永川"科普品牌栏目、设置"健康小屋""健康科普馆"等，协作推动健康科普向纵深发展。截至2023年，永川区已累计建设营养健康食堂（餐厅）、健康主题公园、健康步道等健康支持性环境210个，"健康小屋"6个，"健康科普馆"4个，运用"永康康logo"动漫形象制作的"健康素养66条"系列趣味科普动漫视频，在各类视频媒体平台播放量突破5万次。

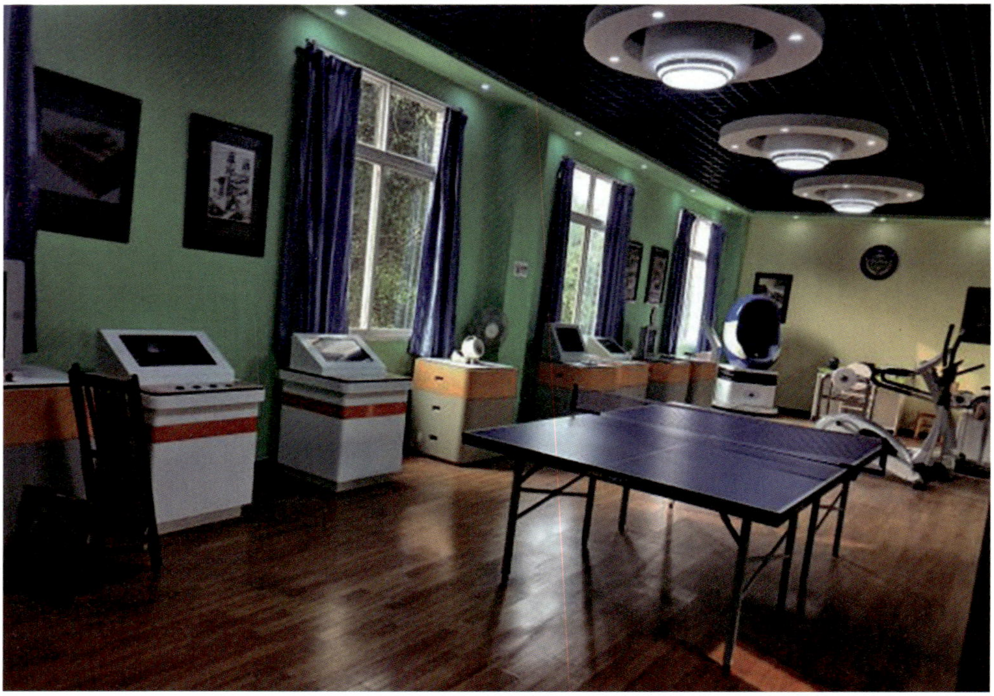

社区健康科普馆

3. 坚持全覆盖纳入

全面建立区、镇街、村（社区）三级健康教育工作网络，打造三级三类健康科普队伍，组建了88人的区级健康科普专家库，聘请专（兼）职健康宣教人员500余人，2023年累计开展健康知识讲座1600余次，开展咨询活动400余次，受益群众18万余人。全区23个镇街全覆盖开展居民健康素养监测，准确掌握辖区居民健康素养水平和变化趋势。136所中小学幼儿园全覆盖配备兼职“卫生副校（园）长”，有效提升在校师生健康知识水平。

（二）数字化迭代、个性化服务，着力提高医疗健康服务质量

把数字化、智能化作为推进“健康永川”建设的重要抓手，因地制宜提供个性化医疗健康服务，不断提升群众获得感、幸福感和满意度。

1. 推广智能服务

依托华为（永川）联合技术创新中心和重庆大数据产业研究院科研平台，研发“智慧健康小屋”医疗服务终端，实现“智慧医疗穿戴设备+远程诊疗+线上支付+智

能药柜”新体验，为学校、企业、社区等4万余名群众提供线上健康咨询服务，缩短居民就诊时间50%以上。集合利用中联信息系统和家庭医生签约系统，系统分析不同病患类型健康数据，对不同病患类型制定有针对性的健康教育宣教模板，开具个体化健康教育处方，精准推送健康知识，增强健康教育效果。

2. 突出重点群体

实施“一老一小”健康护航系列举措，举行健康教育知识讲座，以及倡导公众咨询进养老院、进小学、进幼儿园，“零距离”向“一老一小”普及疾病预防、合理膳食、应急救护等健康知识。成功举办世界地贫日主题宣传暨“爱心传递防治出生缺陷”公益行宣传活动、永川区首届小学生近视防控知识竞赛等公众活动，营造全社会关爱“一老一小”的良好氛围。

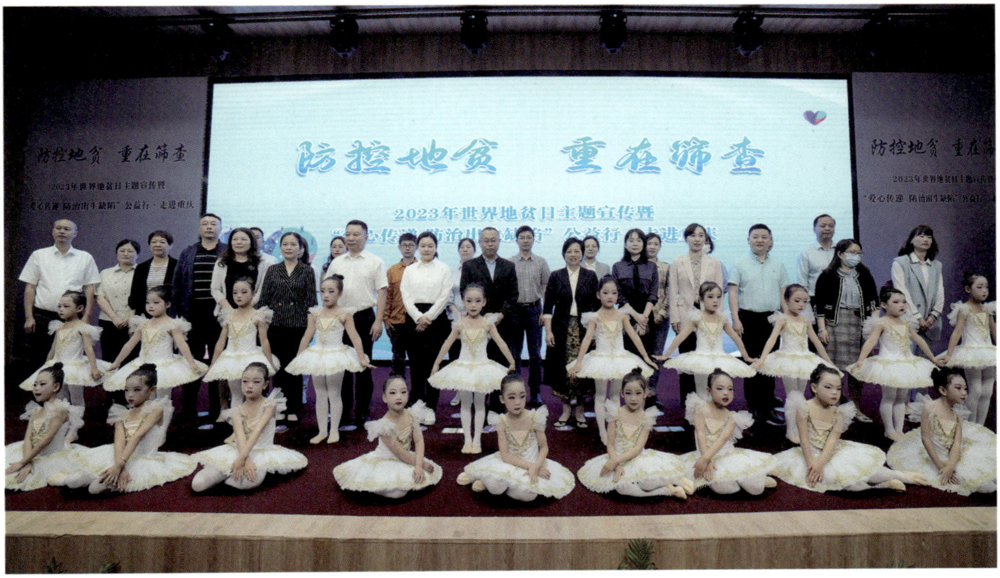

开展世界地贫日主题宣传暨“爱心传递防治出生缺陷”公益行宣传活动

3. 整合优势资源

探索卫生人才“县聘乡用”改革。2023年，根据基层医疗卫生机构人员数量和专业需求，将64名骨干医务人员点对点匹配到基层，带动培养80余名基层医务人员，有力破解基层人才不足、诊疗水平不高难题。2022年，“县聘乡用”人员所在基层医疗卫生机构诊疗量提升15.6%，为住院患者节约费用300余万元。“县聘乡用”改革经验得到重庆市委主要领导的肯定，入选重庆市《2023年基层改革典型案例（第一批）》，并在全国基层卫生健康综合试验区建设大会上宣传交流。

(三)多渠道宣传、全流程引导,着力营造浓厚健康环境文化

综合运用传统和新兴媒体宣传渠道,建立线上线下多层次、多角度、全方位、立体式的健康传播矩阵,牢固树立“每个人是自己健康第一责任人”理念。

1. 建强健康科普宣传阵地

截至2023年,永川区创建命名区级健康机关、健康促进医院、健康企业、健康家庭等健康细胞742个,成功创建国家卫生镇5个,市级卫生镇9个,健康教育宣传阵地覆盖率达100%。区妇幼保健院青春健康俱乐部获国家级青少年健康教育基地授牌,入选全国首批“青少年心理健康发展项目”试点单位。

2. 创新健康科普宣传形式

2023年,在永川头条、永川发布、永川融媒、渝西都市报等区内官方媒体滚动发布健康科普相关稿件60余篇,总阅读量突破5万人次,发挥党报党刊喉舌作用。突出抓好重要时间节点专项宣传,围绕世界防治麻风病日、世界防治肺结核日、世界无烟日等,打造系列宣传活动,2023年累计发放宣传单93万余份,更新宣传栏1624次。其中,在世界防治肺结核日,永川区创造性地在其标志性建筑渝西之眼开展点灯活动,引起广泛关注、取得良好反响。成功举办3次健康科普大赛,面向卫生健康单位、学校、社会组织及其他相关单位征集健康科普主题作品135件,评选出优秀作品36件,其中2件作品获国家级优秀奖。

3. 大力发展全民体育

2023年,永川区建成投用全民健身中心2个、各类体育公园3个、社区多功能运动场16个,全区体育场地面积达289.62万平方米、人均2.54平方米,15分钟健身圈在城乡覆盖率达到100%。每年培训各级各类社会体育指导员150名,社体指导员累计达3065名,经常参加体育锻炼人口比例达53.08%。

三、工作成效

永川区通过健全完善党委领导、政府主导、部门协作、社会参与联动协调机制,广泛开展健康知识普及、健康环境营造、健康文化弘扬、健康技能传授等健康科普活动,健康文化氛围日益浓厚,群众健康意识显著提升,健康素养水平从2019年的19%稳步提升至2023年的34.53%,全区卫生健康状况明显改善,人均期望寿命提升至79.45岁。2020—2022年,永川区连续三年荣获全国优秀健走示范区,先后获

评公立医院综合改革国家示范城市、国家卫生区、国家慢性病综合防控示范区、全国艾滋病综合防治示范区、重庆市卫生健康高质量发展区等荣誉。

专家点评

永川区深入贯彻习近平总书记关于健康中国的重要论述，坚持以人民为中心的发展思想，认真落实《“健康中国2030”规划纲要》和市委、市政府决策部署，健全完善党委领导、政府主导、部门协作、社会参与联动协调机制，在普及健康知识、营造健康环境、弘扬健康文化、传授健康技能等方面系统谋划、全面发力，紧密结合现代化区域中心城市建设，推进“健康永川”建设，组织领导有力、具体措施有方、推进实施有序，全区健康文化氛围浓厚、卫生健康状况积极改善、群众健康素养不断提升，健康效益和社会效果十分显著，赢得了全区人民群众的高度赞扬，一些单项工作还得到了国家有关部委、市委、市政府的充分肯定，值得大力学习推广。

（点评专家：黄浩）

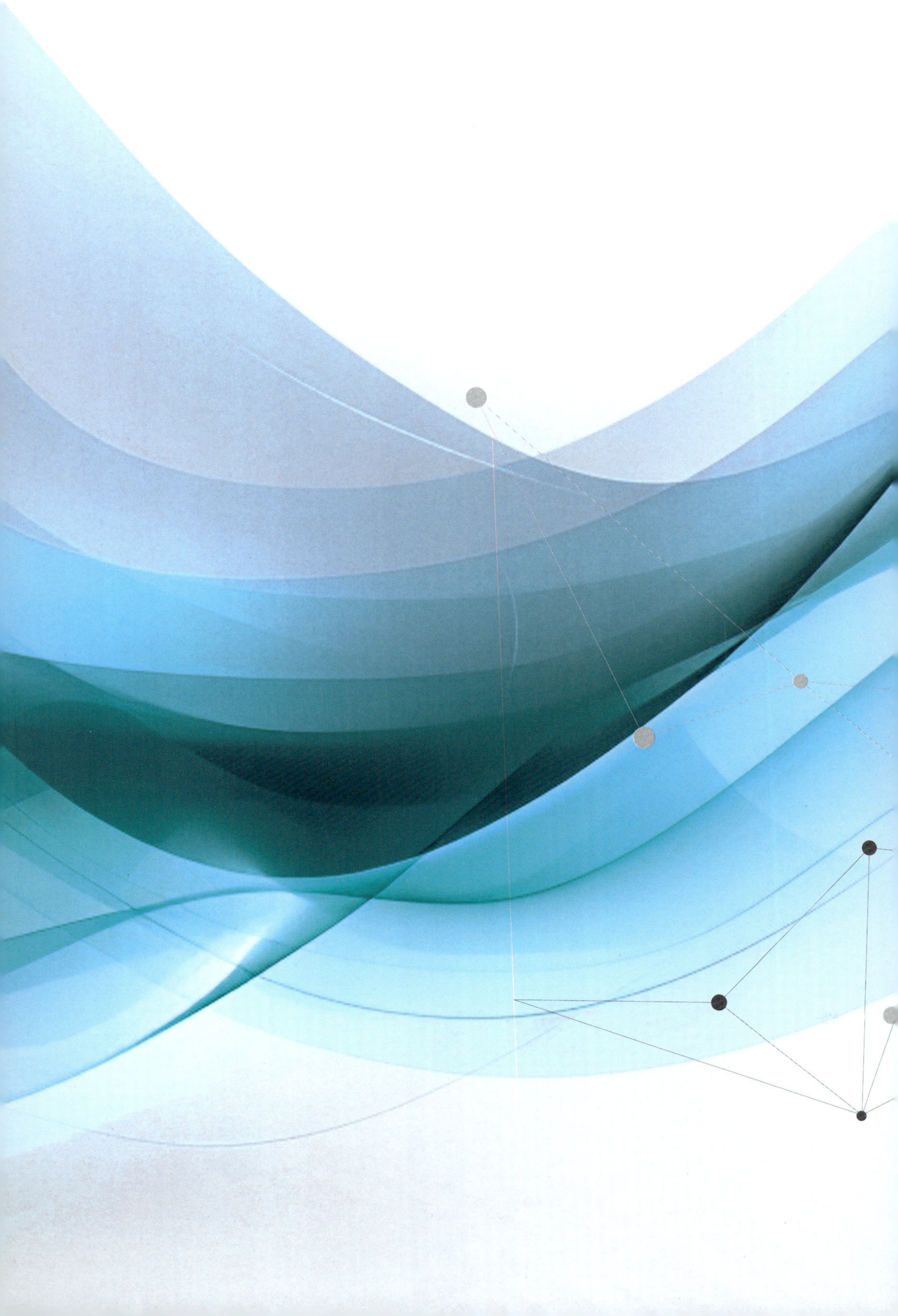

改善健康环境

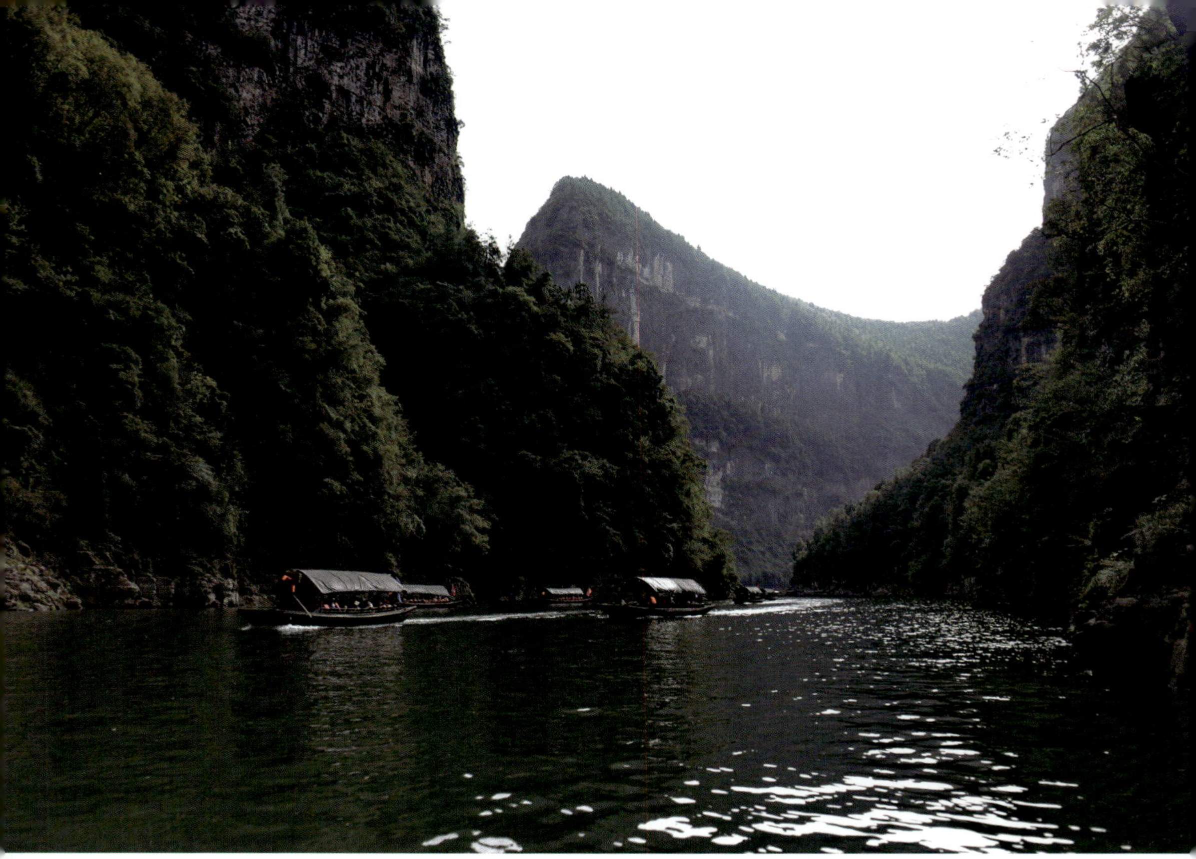

开展环保“五大行动”，维护广大群众健康

——巫山县案例

案例概述

受地理环境的限制，群众文化程度的影响，重庆市巫山县在环保方面存在诸多问题。为做好环境保护工作，维护广大群众健康，巫山县重点以环境保护和环境污染治理为平台，在全县深入开展与人民群众身心健康密切相关的环保“五大行动”。

一、主要做法

（一）开展“蓝天行动”，让群众呼吸新鲜空气

一是不断完善部门联席制度，建立大气污染防治周边区域联防联控机制，与云阳、奉节、巫溪签署《区域大气污染联防联控协议》，明确联席会商制度、信息通报制度、联合采样制度、联合执法制度、联合应急演练、协同应急处置、协调处理纠纷、跟踪协商督办等长效机制。二是加强扬尘污染治理，截至2017年底，已建成大昌、官渡、骡坪3个基本无煤场镇，上升、宁江、净坛、登龙、圣泉5个无煤社区；创建扬尘示范道路14条、扬尘示范工地15个。先后关停2条立窑落后生产线，淘汰10蒸吨及以下燃煤锅炉30个，淘汰老旧车、黄标车446辆，完成餐饮油烟治理23家。三是协助县工商管理部门对全县35户正在经营的加油站车用汽油、柴油进行全面抽查检验。

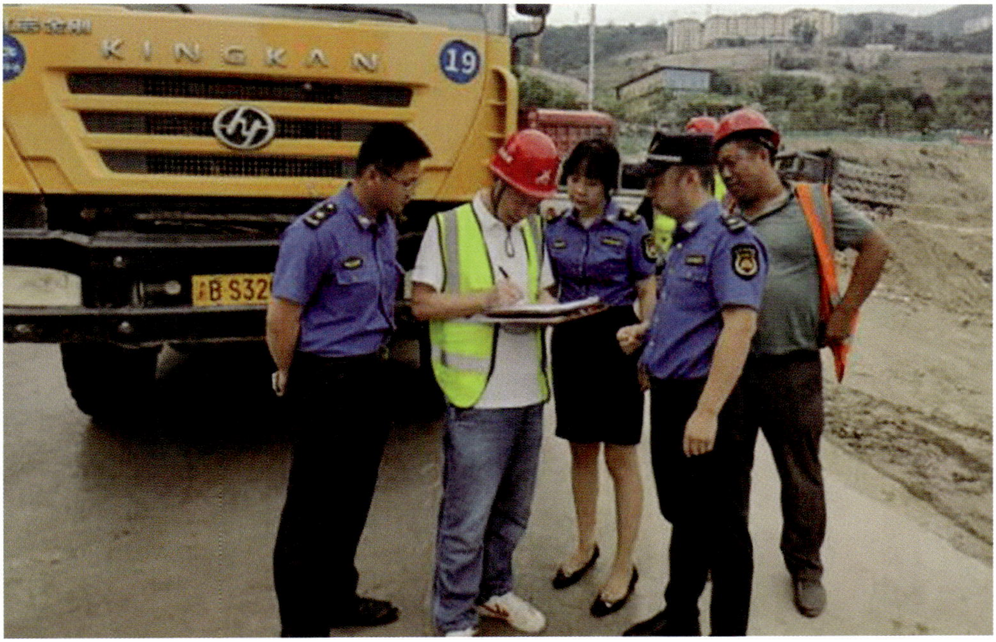

路上设卡对渣土车辆运输进行检查

(二)开展"碧水行动",让群众饮用干净水

2016年,印发《巫山县水污染防治行动计划工作实施方案》。2016年10月,将建成的10座乡镇污水处理厂全部移交市环投公司统一营运,积极配合重庆环投巫山分公司完成乡镇污水处理项目前期工作。截至2017年底,笃坪、两坪、铜鼓3座污水处理厂均已开工建设,福田等8个镇级污水处理厂已进入试运行。与奉节、巫溪环保局建立了长江流域环境应急管理联动协作关系,共同推进环境应急处置能力不断提升。巫山县境内长江干流水质稳定,大宁河等5条主要次级河流满足水域功能要求,37处乡镇集中式饮用水源地水质达标率100%。

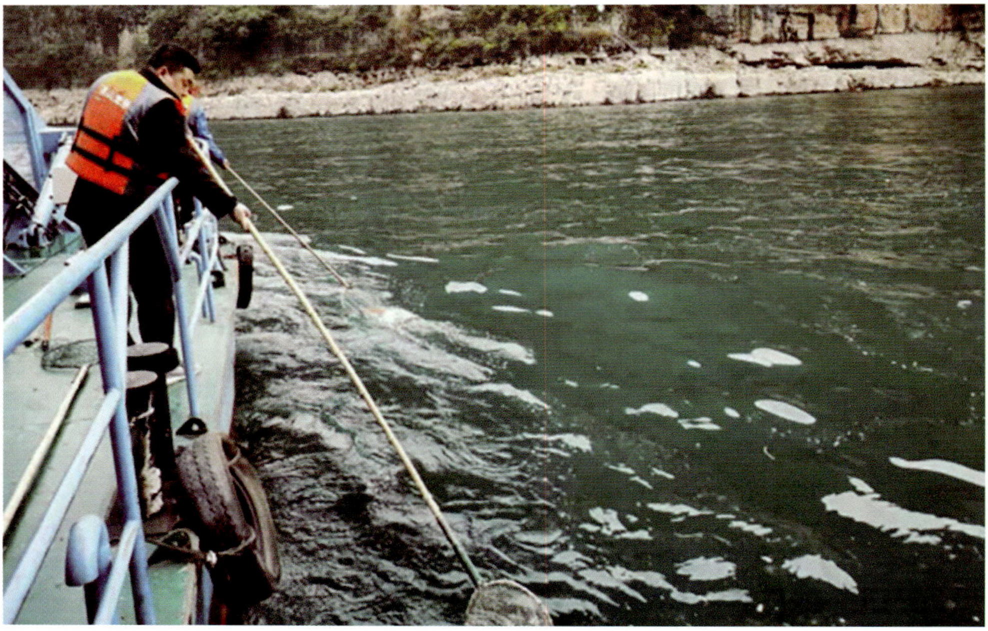

河流漂浮物清理

(三)开展"宁静行动",让群众过上安静生活

第一,建立噪声监管联动机制。2017年,公安、环保、市政等多部门联合,开展中高考等禁噪专项行动8次,联合执法14次,出动执法人员800余人次,为广大群众营造宁静环境。

第二,开展道路噪声整治专项行动。采取走访讲解环保政策,向商户派发温馨提示,对跳坝坝舞、打陀螺的团体或个人进行约谈,暂扣叫卖喇叭等措施,有效控制区域道路噪声污染。

第三,开展超市噪声治理。分别对2家超市的冻库排风扇噪声和冷冻机噪声进行有效治理。

(四)开展"绿地行动",让群众拥有更多绿色空间

第一,启动生态红线划定工作,2017年,《巫山县生态红线划定方案》经政府常务会议审议通过并实施。

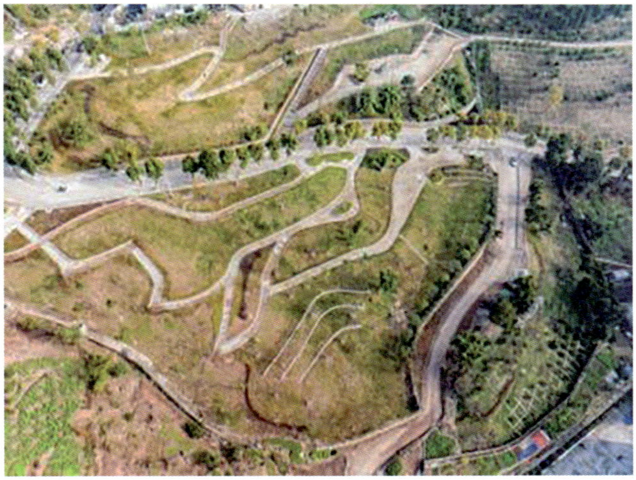

空地绿化

第二,不断加强湿地保护区管理。2016年新建宣教中心400平方米;新修梯道、步道250米,同时配置安全护栏;平整展示区300平方米;新修挡土墙边370立方米;修建厕所120平方米;维护和整修围网3000米。新栽植红豆树、桂花树720株,成活率超过90%。完成整地120亩,新种植郁金香60万株。

(五)开展"田园行动",让群众生活在美丽乡村中

第一,2011年,投入资金800万元,完成官渡镇坪南村、抱龙镇贺家村、平河乡起阳村、铜鼓镇观阁村、培石乡中南村等5个行政村连片治理。

第二,深入贯彻落实畜禽养殖污染防治规划,加大畜禽养殖污染整治。按照"四清四治"整治要求,2017年完成1.5万头存栏生猪当量污染治理设施工程整改,禁养区内2家养殖场均已关闭。完成4个规模化畜禽养殖场治理,严格落实畜禽养殖污染治理,督促养殖企业完善污染治理设施,开展雨污分流、沼气池、沼液储存、管网还田等项目。坚持环评审批制度,未发现未批先建行为。

二、工作成效

巫山县开展环保"五大行动"以来,环境质量得到有效改善,环境质量民意调查满意度均保持在85%以上,环境质量得到全县广大群众认可。截至2017年底,已全

面完成主要污染物削减目标任务,环境空气质量常年达标向好;污水处理厂稳定运行,有效将COD、氨氮、二氧化硫、氮氧化物排放总量控制在市政府下达的减排任务内;全县森林覆盖率达55%,森林蓄积总量575万立方米,城市建成区绿地率达42.5%。健康环境是群众健康的重要保障,巫山县将持续开展环保“五大行动”,守护广大群众的健康。

专家点评

巫山县地处长江三峡生态屏障核心区,是中国旅游强县、拥有首批国家5A级景区(小三峡·小小三峡)。当地注重环境保护和环境污染治理,通过持续开展“蓝天行动”“碧水行动”“宁静行动”“绿地行动”“田园行动”,2017年全县森林覆盖率达55%,维持了巫山县“一江碧水、两岸青山、三峡红叶、四季云雨”的良好生态,为当地居民创造了健康的生活环境。

(点评专家:江光群)

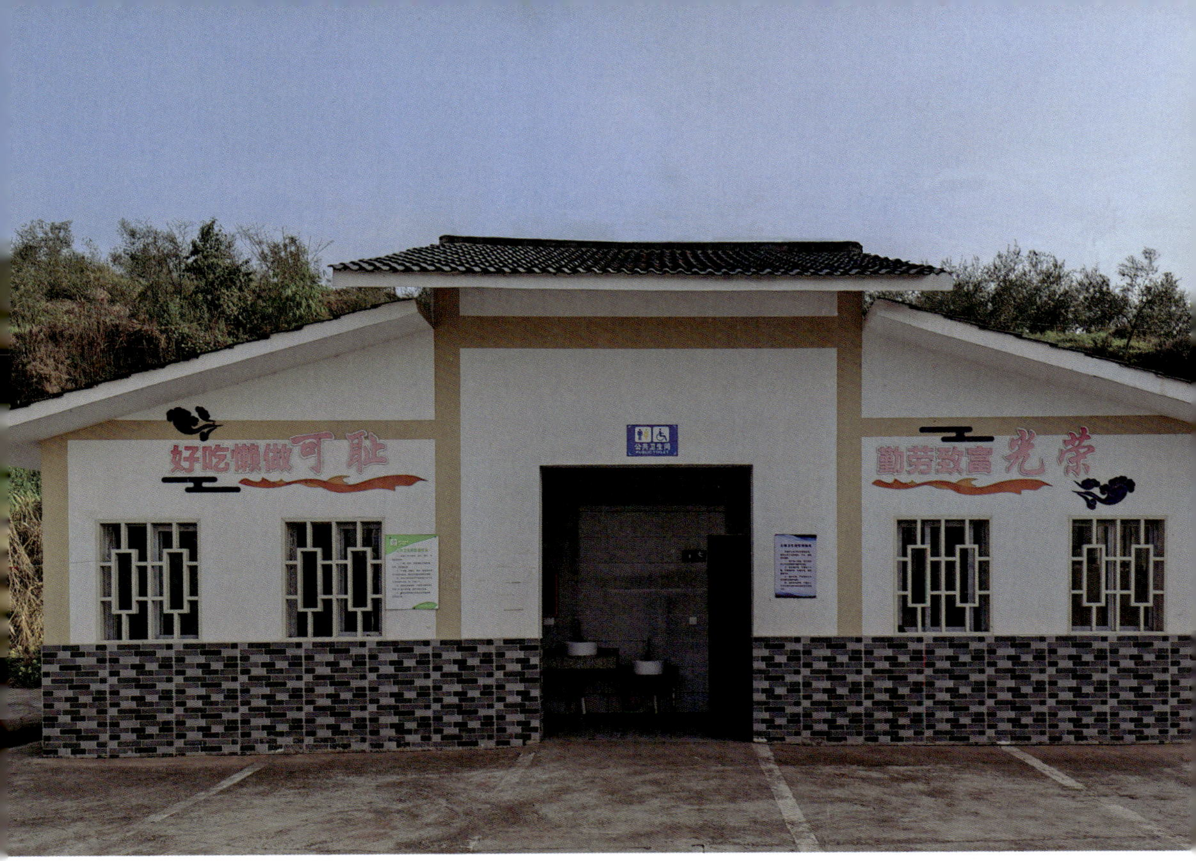

小厕所关乎大民生

——合川区案例

案例概述

为贯彻落实习近平总书记关于“厕所问题不是小事情”的重要指示精神和市级人居环境整治相关部署，合川区统筹全区之力，多措并举、三级联动、全民参与，打响了农村“厕所革命”的攻坚战。合川区委、区政府定位准确、思路清晰，成立了以分管副区长为组长、牵头部门负责人为副组长、全区30个镇街主要负责人为成员的领导小组，落实专项资金5000万元，搭建区、镇街、村居工作网络，层层压实责任，统筹推进农村改厕工作。

一、背景介绍

合川区位于重庆市西北部,距重庆主城区56千米,嘉陵江、涪江、渠江在此汇合,有著名的钓鱼城和涞滩古镇。全区面积2344平方千米,辖30个镇街,常住人口123.4万人。城镇常住人口80.2万人、城镇化率65%。过去,区内很多农村地区使用旱厕,无冲水、下水道和分解处理粪便设备,天气炎热时臭气熏天,蚊蝇滋生,严重影响了人民群众的生活质量,损害了群众的身体健康。2017年,合川区农村卫生厕所普及率仅为59.83%。厕所虽小,却关乎民生大事。为努力补齐这块短板,合川区打出聚焦目标、创新宣传、严格标准这套"组合拳",在"实"字上下功夫,在"干"字上动真格,普及无害化卫生厕所,让老式的农村旱厕、露天粪坑逐渐消失,持续提升全区城乡环境和人文面貌,增强群众获得感、幸福感、安全感。

二、主要做法

(一)聚焦目标,着眼全局统筹谋划

1. 高位部署

合川区委、区政府始终把农村改厕纳入全区经济社会发展大局,作为加快乡村振兴和新农村建设的重要载体,明确了"共推厕所革命,共促健康卫生"的工作思路,高站位决策部署农村改厕工作。

2. 统筹推进

2018年,合川区委、区政府主要领导专题调研农村卫生厕所改造建设工作,成立了以分管副区长为组长、牵头部门负责人为副组长、全区30个镇街主要负责人为成员的领导小组,落实专项资金5000万元,统筹推进农村改厕工作。

3. 明确标准

根据《重庆市农村户厕建设规范》,结合合川区实际,因地制宜细化三格式化粪池及厕屋建设标准,明确其规格、功能等相关要求,保障改造建设水平和质量。为稳步推进改厕工作,2018—2020年,先后举办农村卫生厕所改造建设工作培训会4次,培训镇街技术骨干3000人。

(二)创新宣传,动员全民共同参与

1. 现场宣传

农村“厕所革命”形式上是农村人居环境的改善,本质上是农村传统生活习惯、生活方式的改变,因此做好农村改厕的关键是要排除根深蒂固的传统观念的干扰,引导农户认同改厕并主动参与进来。为此,合川区在现场宣传上出新招、出奇招,培训宣传骨干100余名,逐村进行院坝宣讲,以具有强烈视觉冲击力的“苍蝇危害试验”,生动形象地为群众讲解苍蝇的生活习性和传统粪坑的诸多弊端。通过现场讲解,群众深受触动,改厕意愿显著增强。

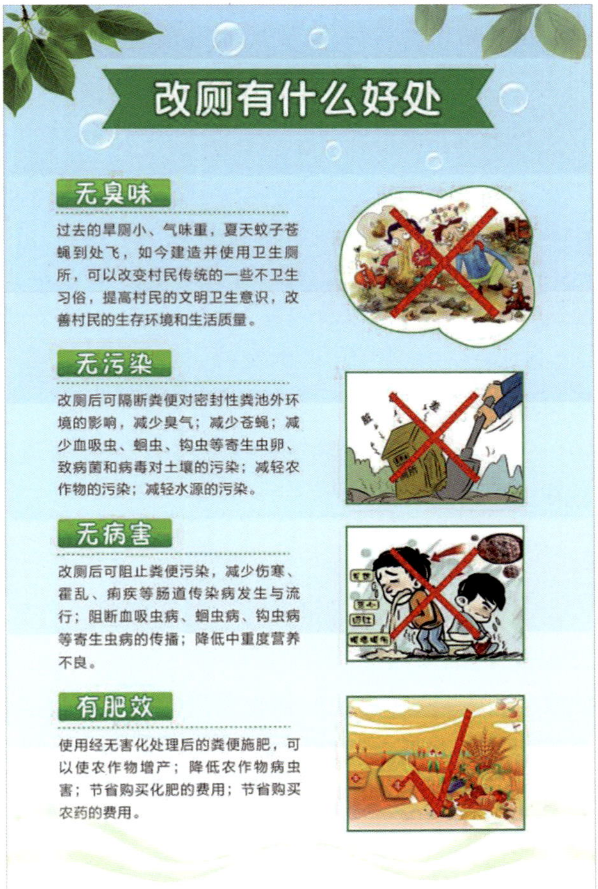

农村改厕“三无一有”宣传海报

2. 媒体宣传

用群众通俗易懂的语言将农村卫生厕所改造建设工作的目的意义提炼为“三无一有”(无臭味、无病害、无污染、有肥效),并结合全国健康城市和全国健康促进区建设,通过报纸、电视、广播等途径广泛宣传农村改厕,构建了广播有声、报纸有文、屏幕有影的宣传大格局。

3. 主题宣传

2019年,开展“共推厕所革命,共促卫生健康”“推进农村厕所革命,建设美丽宜居乡村”等专项宣传活动,发放宣传折页8万余份,制作广告宣传牌60块,设置宣传橱窗60个,利用赶集日开展集中宣传活动100余次;在“健康合川”微信公众号等新媒体平台推送宣传信息1000余条，制作专题简报11期；围绕“家中在改厕，儿女添把力”这一主题，面向全区开展征文活动，为全社会各领域参与支持改厕营造良好氛围。

（三）严格标准，确保工作取得实效

小厕所蕴含大民生，厕所质量影响群众的生活质量。合川区秉持“改前精准培训、改中全面督导、改后严格验收”的原则，高质量推进农村厕所改造建设。

1. 改前精准培训

选取建设水平高、推进落实好的镇街作为改厕示范单位，采取理论讲解和现场技术指导相结合的方式，对施工队伍进行培训，让农村改厕实施技术入脑入心。

2. 改中全面督导

抽调区委组织部、区财政局、区卫生健康委、区农业农村委等责任部门工作人员组成工作组，深入各镇街进行督导；各镇街对实施农村改厕的行政村进行全程监管。各级督导组严格落实一线工作法，现场督进度、想办法、解难题，保证了建设质量和工作进度。

3. 改后严格验收

合川区根据《重庆市农村户厕建设规范》，制定了合川区农村卫生厕所改造建设验收办法，确定了厕屋、三格式化粪池验收标准。区级抽查采取双随机（即随机抽取验收人员、随机抽取验收农户）的方式，按照各镇街任务数的15%，现场确定抽查验收对象。通过现场查看、当面问询、如实记录、签字捺印等多种行之有效的方式，确保一把尺子量到底、每户验收做到位。

三、工作成效

（一）农村卫生厕所普及率大幅提高

2017年底，合川区农村卫生厕所普及率仅为59.83%，截至2020年12月底，累计完成厕改23.82万户，农村卫生厕所普及率达到85%，较2017年提高了42%。其中，“五沿”区域、“一镇两村”、集中供水水源地周边、建卡贫困户等重点区域和家庭户卫生厕所已经基本覆盖。

(二)相关疾病的发生流行得到有效控制

据统计,农村地区80%的传染病是由厕所粪便污染和饮水不卫生引起的。通过开展农村改厕,对粪便实施无害化处理,能有效杀灭粪便中的细菌和寄生虫卵,减少蚊蝇滋生,可以实现从源头上预防控制疾病的发生流行。合川区自2018年实施农村卫生厕所改造建设以来,全区肠道传染病的发病率明显下降,其中甲肝、戊肝和痢疾发病人数分别下降21.7%、52.98%和34.17%,达到可防可控的安全水平。

(三)农村居民生活质量不断提高

过去农村厕所一般设置在猪圈旁边,由木板或砖块简易搭建。这样的厕所不能遮身避雨,粪污横流、散发恶臭、蚊蝇乱飞,如厕体验差,环境污染严重。经过改造后的标准化农村厕所干净卫生、无臭味,储粪池密闭、不渗不漏、无蝇无蛆,极大地提升了群众的生活质量。

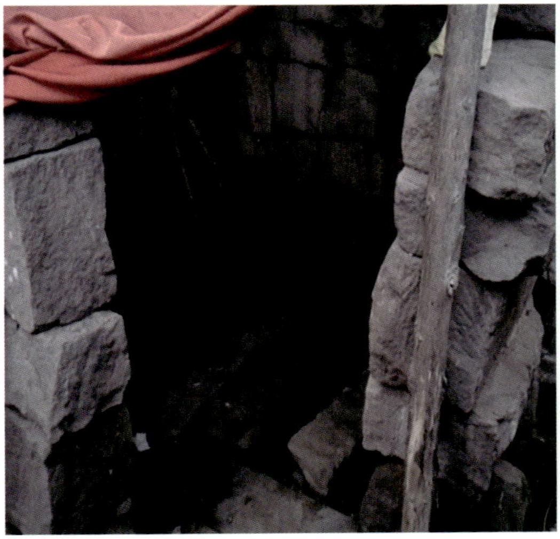
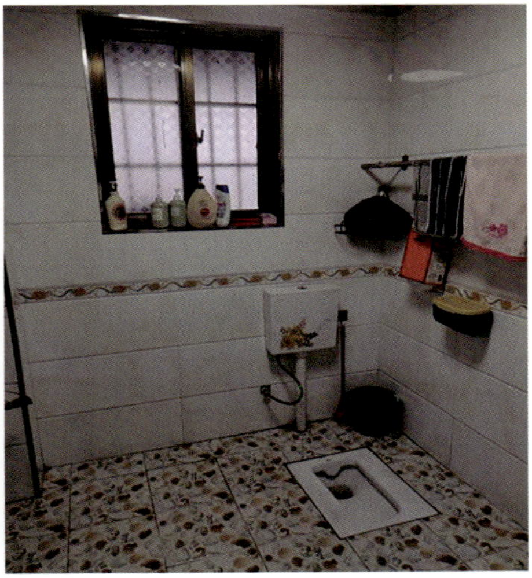

改厕前后对比图

(四)广大群众文明卫生素养显著提升

通过2018—2020年三年农村卫生厕所改造,群众不良卫生习惯得到改变,健康知识知晓率和个人卫生行为形成率显著提高。群众对农村改厕“三无一有”知晓率由不足50%提高到85%以上,对改厕工作的满意率超过95%,农村地区人居环境质量极大提升,收到了良好的社会效益。

专家点评

厕所问题不仅关系到农村人居环境，更关系到广大人民群众的生活品质。为深入贯彻落实习近平总书记关于农村"厕所革命"的重要指示精神和市级人居环境整治相关部署，合川区统筹全区之力，多措并举、三级联动、全民参与，打响了农村"厕所革命"的攻坚战。合川区委、区政府将农村改厕工作纳入全区经济社会发展大局，作为乡村振兴和新农村建设的重要载体，作为重大民生实事一抓到底、实抓到底。在具体实施过程中，合川区克服人、财、物等各方面的困难，组建工作专班、落实专项资金、细化操作流程、加强宣传倡导、做好人员培训、强化现场督导，层层压实责任，扎实高效推动农村厕改工作。截至2020年12月，全区累计完成厕改23.82万户，农村卫生厕所普及率达到85%，群众对改厕工作的满意率超过95%，合川区的"厕所革命"取得了极大的成功。

(点评专家：黄媛夷)

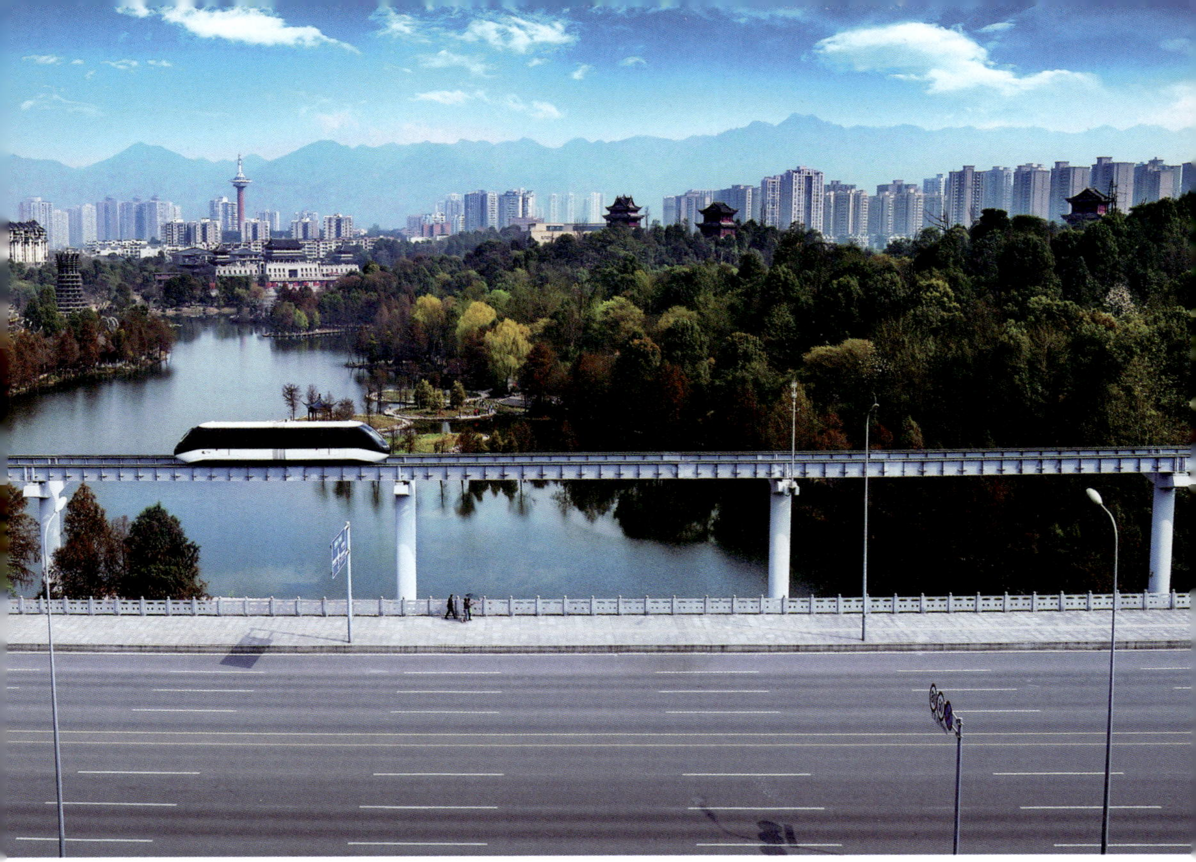

打造“公园之城”，建设宜居美丽新璧山

——璧山区案例

案例概述

为扎实推进健康城市和全国健康促进区建设工作，璧山区委、区政府十年来一以贯之地加强生态文明建设，全力打造园林绿化城市。公园之城、生态停车场、立体绿化等绿色工程逐步建成，绿城、水城、古城、一生之城建设持续开展，一座“深绿”之城成为民众健康生活的“福地”。

一、背景介绍

璧山区位于长江上游地区、重庆大都市区、重庆西部,东连九龙坡区、沙坪坝区,南界江津区,西临永川区、大足区,北靠铜梁区、合川区、北碚区,因境内“山出白石,明润如玉”而得名。近年来,璧山区不断加强城乡环境卫生治理,按照“深绿城市”标准坚持打造生态宜居城市,在城市建设中“尊重天、尊重地、尊重人”,体现“崇尚自然、留住乡愁”的天然美,注重城与山的融合、山与水的映衬、水与林的依托,呈现出亦城亦村、灵动静谧的自然美景。一大批优质公园应运而生,为满足人民日益增长的优美生态环境需要提供了强有力的载体。

二、主要做法

(一)注重民生公益属性,公园建设全速推进

以“市民15分钟通勤半径可达公园广场”为原则,科学规划,精心布局,品质建设,在老城区原有的大成广场、电视塔公园、烈士陵园3个公园广场基础上,相继建成投用了南河公园、观音塘湿地公园、秀湖公园、登云公园、东岳体育公园、秀湖汽车露营公园、枫香湖儿童公园等,每年新增公园、广场4个以上。截至2022年,璧山

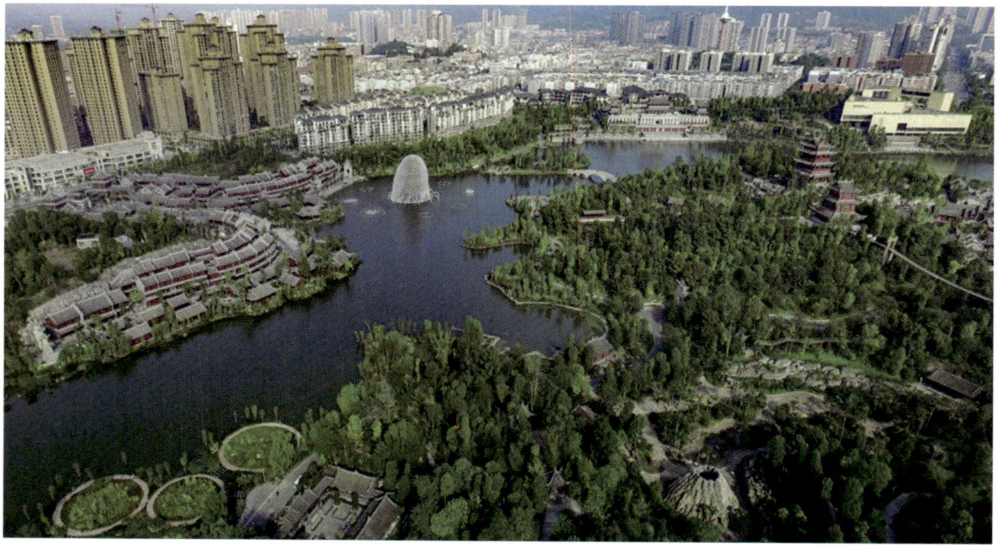

风景优美的秀湖公园

城区拥有大小公园37个，星罗棋布，镶嵌在优美的绿色廊道中，为广大市民提供了良好的休憩健身场所。

（二）坚持集约节约，彰显可持续理念

公园建设“依山就势”，加强城市山水格局的保护和利用，尽可能保留原有地形地貌，合理造坡塑形，适度减少高大乔木、中层和低层地被植物的栽植密度，并切实控制超大规格苗木、古桩、丛生和名贵树木栽植。推广中小公园集约、节约建设新模式，提高自主规划、设计、建设水平。降低绿化景观维护成本，实现水生态良性循环。同时，建成鲜草花基地和苗圃基地4个，储备公园建设用苗、日常用鲜草花和补植补栽所需苗木。

（三）以水为脉，打造人水和谐的公园之城

璧山境内无大江大河，属于典型的丘陵缺水地区，平均水资源量为3.48亿立方米，人均水资源拥有量仅560立方米。因为缺水，璧山人更加重视治水兴水。近年来，璧山区以水为脉，坚持“绿水青山就是金山银山”的理念，围绕“大景区、大森林、大公园、大水系”城市建设构架，着力打造人水和谐的公园之城。

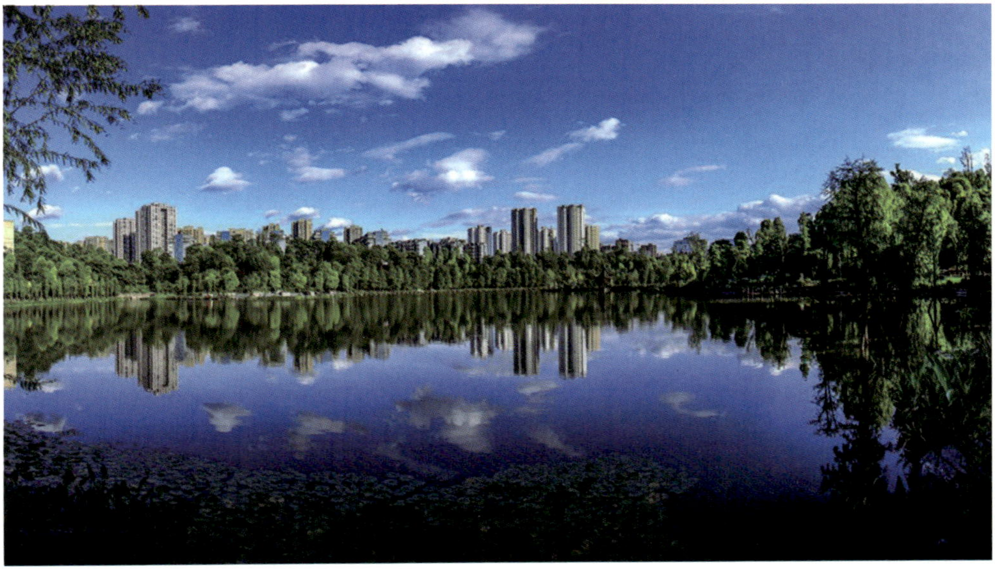

碧水蓝天掩映下的璧山

(四)主题多元化,打造更具识别度的“公园之城”

1.“公园+露营”

2018年3月,建成投用秀湖汽车露营公园,内设小车停车区、大巴车停车区、帐篷露营区、房车露营区、儿童游乐区、烧烤区六大功能区,并配建餐饮、帐篷、电烧烤架、淋浴、充电桩等综合服务设施,可满足市民旅途休息及多样化的休闲露营需求。游客可居“途中之家”、品山水之美、享浪漫之情、感穿越之奇。

2.“公园+休闲”

截至2022年,在各公园内修建休闲亭111个,公园周边建有生态停车场11个、停车位近1000个,道路沿途布局休闲椅、弧形躺椅、联桌椅、躺椅等共834套,并设有书画廊、观景瀑布等。精雕细琢的凉亭、廊桥,兼具艺术性、实用性的休闲桌椅,共同打造服务民生的城市“微客厅”,方便市民休闲游玩。

3.“公园+避险”

公园配套建设水、电、通信、停车、公厕等基础设施,设置清晰的标志标识,必要时作为市民应急避险场所。

(五)发展“旅游+产业”体系,打造旅游“公园之城”

“公园+旅游”:“公园之城”是璧山区创建“国家全域旅游示范区”的亮点之一。璧山区通过大力发展“旅游+”产业体系,构建全域旅游新格局,策划推出50个旅游重点项目,积极推进全域旅游发展,不断满足人民日益增长的美好生活需要,并完善“全域景区”旅游配套设施,满足居民和游客“吃住行游购娱”多方面需求,方便更多居民和游客畅游璧山。

(六)内外兼修,努力建设魅力“公园之城”

“公园+文化”:璧山区致力于历史文脉修复、历史文化故事挖掘整理。以巴渝文化为背景,在观音塘公园内铺放刻有璧山历史文脉的文化景观石3000余块,融入“璧山古八景”、历史画廊、虎峰楼等园林仿古建筑60余座、近4万平方米,并搭建百姓大舞台、读书台等,丰富百姓文化生活。在枫香湖儿童公园1100米长的耕读大街和耕读巷子里,设置了“耕读”场景墙,以壁画的形式展示中华优秀传统文化,同时借助体现农耕文化元素的粮仓式小卖部、风车和犁头等农具实物,展示农耕文化场景，充分彰显了璧山的地域文化特色。公园内还布局了以书院文化为主题的枫香里古建筑群，复建了国立社会教育学院、国立艺术专科学校、国立音乐学院等几大学府的建筑景观，再现了璧山县城历史上的文墨荟萃和风云际会。

（七）文体结合，努力建设健康"公园之城"

"公园+体育"：东岳体育公园致力打造"公园+体育"模式，将体育健身场地和生态园林环境巧妙地融为一体，是璧山区首个以全民健身为主题的体育公园。在这里，游客既可以健身休闲，也可以拥抱绿色、享受生态美景，做到健身赏景两不误。园内配备300余件户外健身器材，布局11个运动区，包括乒乓球台、五人制足球场、气排球场等活动区，总面积约1.9万平方米，兼顾群体和个体、年长者和年幼者的不同需要。"既让体育绿起来，又让公园动起来，更让城市活起来"，东岳体育公园成为璧山体旅融合的匠心之作，荣获"重庆市2017年市级大型城市体育公园"称号。

三、工作成效

（一）绿地面积持续提升

截至2022年，城市园林绿地面积从2009年的12.5万平方米增加至2311.79万平方米，人均公园绿地面积达到26.86平方米，建成区绿化覆盖率提高到46.3%。

（二）绿植丰富，回归自然

通过持续不断的努力，各类开花植物、挂果植物、水生植物等乡土植物品种已达3000种，呈现出四季常绿、花果飘香、山水田园、亦城亦村的风光胜景。

（三）园林"亲民"，景观与人文互融

公园在景观建设中充分植入人文元素，整体布局日趋合理，形成体育、露营、文化等多个主题，服务品质持续提升。城区处处绿树繁花，已成为璧山居民最为骄傲的"绿色福利"；建在老百姓家门口的公园，已成为市民的活动中心、社交中心、健身中心。

(四)园林绿化之城获得高度认可

城在公园里,人在自然中。璧山走出一条经济与生态协调发展的绿色之路,一座深绿型生态化花园新城跃然可见。新华社盛赞璧山是一座像植物一样生长的城市。郭沫若先生赞誉璧山为“黛山秀湖”,庄奴盛赞璧山为中国的“小而美”已名副其实。璧山已获得“国家卫生区”“人居环境范例奖”“国家园林城市”“国家城市湿地公园”等20余张绿色“国”字号名片。

四、经验总结

(一)坚持民生公益属性

坚持把“公园城市”建设作为推进新型城镇化建设的重要抓手持续推动。以“市民15分钟通勤半径可达公园广场”为原则,科学规划,精心布局,品质建设。合理建设和布局连通城市的各类绿地,建设多门类主题公园和绿道网络。推进璧南河生态景观河道治理,实施“拆墙透绿”“公园体系”“山水风貌”“绿地系统”建设;深入开展绿化、美化、亮化建设。

(二)坚持集约、节约原则

按照“深绿城市”定位,注重城与山的融合、山与水的映衬、水与林的依托、林与田的守望、田与湖的共生、湖与路的围绕,呈现“崇尚自然、留住乡愁”的自然美。按照“深绿城市”定位,公园建设“依山就势”,加强城市山水格局的保护和利用,尽可能保留原有地形地貌。推广中小公园集约、节约建设新模式,提高自主规划、设计、建设水平。降低绿化景观维护成本,实现水生态良性循环。

(三)坚持“公园+”建设模式

璧山公园建设以“绿”为脉,融入体育、露营、文化、童趣等丰富主题,兼具文化体验、教育科普、休闲娱乐、应急避险等功能,公园整体规划布局日趋合理。“公园+体育”让体育绿起来、让公园动起来、让城市活起来;“公园+露营”满足市民旅途休息及多样化的休闲露营需求,让游客可居“途中之家”、品山水之美、享浪漫之情、感穿越之奇;“公园+文化”以巴渝文化为背景,融入“璧山古八景”,刻画雕琢文化墙、历史画廊、园林仿古建筑,置放文化景观石,吟诗赋词、史志典故,讲述石头上的“小城故事”；“公园+童趣”采用全国一流无动力游乐设施，让孩子们尽情享受玩沙亲水、攀爬健身、闯关探险的乐趣，让儿童在欢乐中游玩、在轻松中学习、在自然中成长。“公园+”建设模式成为璧山绿色的典型特征。

(四)坚持乡土本色

突出“地域性、文化性、特色性”城市风貌建设目标，明确城市绿化的整体格局，彰显本土文化元素，公园建设中以巴渝文化为背景，融入璧山历史文脉的文化景观石3000余块，“璧山古八景”、历史画廊、虎峰楼等园林仿古建筑60余座、近4万平方米。注重生物多样性保护和植物的引进，全区植物品种达3000种以上，是四季有花开的小城。

专家点评

璧山区深入贯彻落实习近平生态文明思想，坚持不懈加强城乡绿化工作，城市变得越来越绿、乡村变得越来越美，以绿色打底，有力推动了健康促进区建设。璧山区通过多年实践，走出了一条以规划为引领、以道路和公园绿化为主要载体、以城带乡为路径的持续推进全域园林化路子，注重城山一体、山水映衬、水林依托，实现了自然、景观、人文融合，城乡协调发展，呈现出亦城亦村、灵动静谧的山水璧山。

（点评专家：向文献）

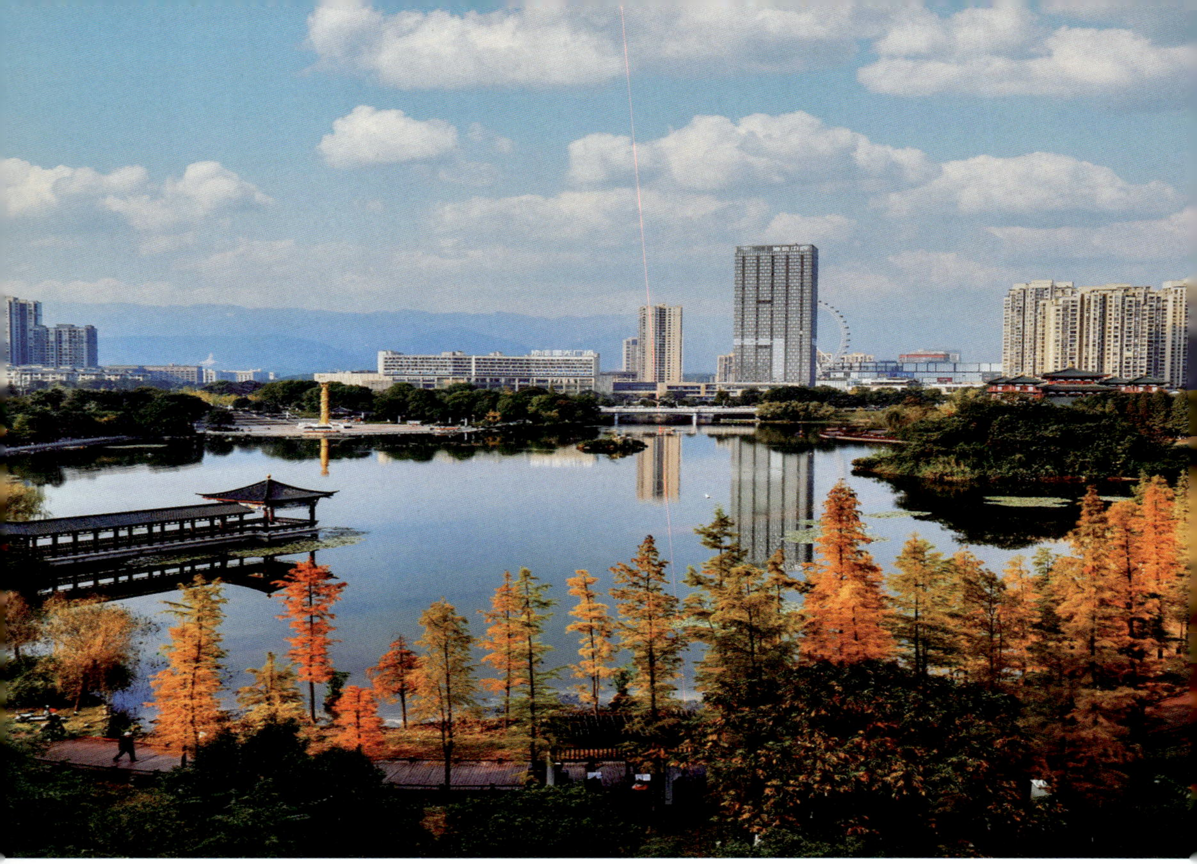

打好市容提升环境整治“组合拳”，谱好文明绿色健康宜居“新乐章”

——永川区案例

案例概述

为推进健康中国建设，把保障人民健康放在优先发展的战略位置，永川区在市级相关部门的专业指导下，在区委、区政府的坚强领导下，构建便捷高效的城市管理体系，建立公安、交通、城管、街道“一街四方”联勤共管机制，形成共治共管强大合力。加强治污排污，还原健康生态；改造老旧小区，整治市容市貌；大力宣传健康文明，促进绿色发展。同时，着眼群众健康需求，打造了“标准一条线、制度规范、管理到位、可复制推广”的健康示范场所，让群众活动有场所、运动有场地，有效祛除“城市病”，写出生态“大文章”。

一、背景介绍

为深入贯彻落实习近平总书记“城市管理应该像绣花一样精细”重要指示要求，2021年以来，永川区以打造高品质生活示范区为引领，下足“绣花”功夫、发扬“工匠”精神，坚持人民城市人民建、人民城市为人民，以推动高质量发展为主题、以实现高品质生活为目标，优化作业模式，创新工作思路，探索推进城市管理体制机制改革，奋力绘就“干净整洁有序、山清水秀城美、宜居宜业宜游”的品质之城。

二、主要做法

（一）环境整治全方位，改善全域生态水平

1. 深入打好碧水攻坚战

2023年，永川区政府办公室印发《重庆市永川区入河排污口排查整治和监督管理工作方案》，持续推进入河排污口排查整治，整治销号34个长江（永川段）入河排污口。采取源头控制、加密监测、生态补水、每日调度等措施，持续开展临江河氟化物攻坚行动，强化重点企业限排管控。

2. 深入打好净土保卫战

2022年印发《关于切实做好重点建设用地安全利用工作的通知》，建立建设用地安全利用部门联动、信息共享管理机制，确保重点建设用地100%安全利用。完成17块“一住两公”建设用地土壤污染状况调查、7个行政村农村环境综合整治、5条农村黑臭水体整治和城市生活垃圾处理厂及周边地下水环境状况调查评估。

3. 深入打好蓝天保卫战

对空气质量进行日预测，实施全覆盖、无死角网格化管控，利用空气微站、无人机和激光雷达，精准扫描锁定污染源，2023年全年启动大气污染防控预警32次共计148天，争抢临界优良天35天。扎实开展川渝大气污染联防联控，开展线上联合会商23次、联合预警防控15次，累计时长91天；帮扶20个跨区域涉气问题妥善整改；全力保障第三十一届世界大学生运动会期间空气质量。

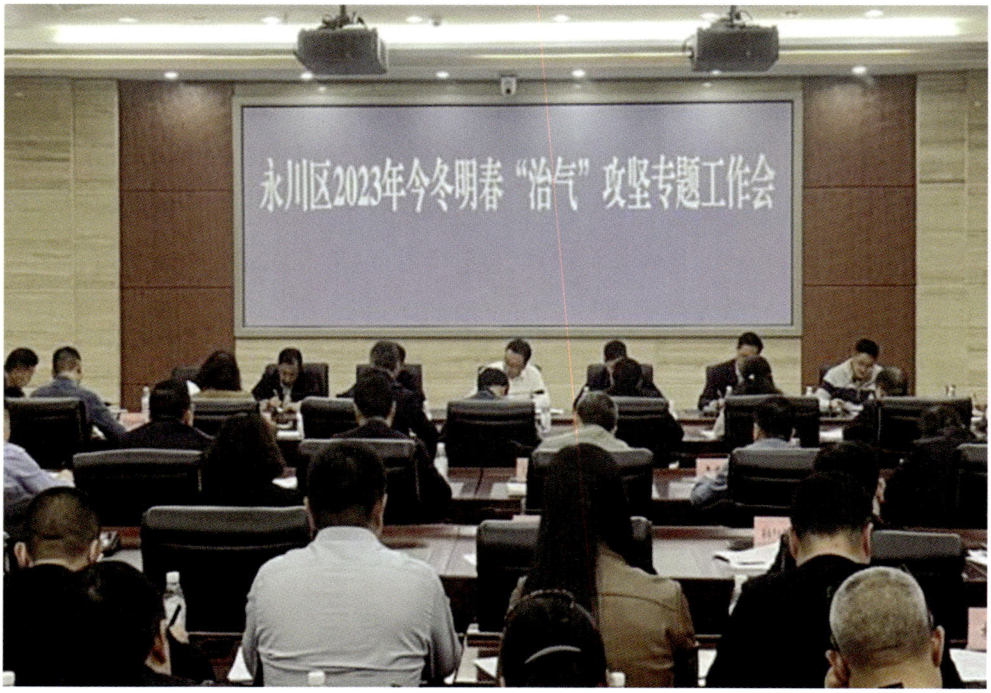

永川区2023年今冬明春“治气”攻坚专题工作会

(二)市容治理全链条,城市颜值有品位

1. 变“痛点”为“亮点”,全力提升市容环境

2023年实施老旧小区改造行动,投入资金4.7亿元,历时3年完成中心城区老旧小区、背街小巷改造升级。开展低洼积水点、交通拥堵等城市“痛点”整治。2023年实施“增绿添园”行动,城市公园升级改造有序推进,37公顷“荒地”变“花海”,建成区绿化覆盖率达到42.62%,人均公园绿地面积10.40平方米。统筹实施夜景“霓虹工程”,完成人民广场片区、兴龙湖片区、新区体育馆楼宇景观灯饰改造,兴龙湖公园、新区体育馆成为永川的城市会客厅和网红打卡地。

2. 从“面子”到“里子”,着力整治市容顽疾

重拳治“乱”,拉网式排查整治乱搭乱建、乱停乱放、乱贴乱画等现象,2023年累计处理违停车辆10万余辆,整治占道经营、马路市场1.32万个,拆除各类违章搭建12.31公顷。开展全城保洁,城区主要街道16小时保洁、一般街道12小时保洁。大

力开展三无小区、背街小巷、城乡接合部、农贸市场及公共厕所卫生专项整治，彻底“清零”卫生死角、清洁盲区；大力推广垃圾分类，城区生活垃圾回收利用率31%，生活垃圾分类试点覆盖77个行政村。建成餐厨垃圾处理中心、生活垃圾焚烧发电项目。

3.“众管”到“智管”，着力升级城市管理

“马路办公”整改热点难点，区级领导率先垂范开展马路办公，城市管理部门常态开展马路巡查，2023年发现并解决问题1.89万起，其中整改热难点问题72起；创新推动“智慧城市”建设，依托大数据智能化，加快推进完善智慧交通、智慧环卫、智慧政务等管理系统，构建便捷高效的城市管理体系。建立公安、交通、城管、街道“一街四方”联勤共管机制，形成共治共管强大合力。

（三）健康生活全过程，厚植绿色健康发展

1. 塑造绿色企业低碳转型

加强政策引领，2023年编制《重庆市永川区利用综合标准依法依规推动落后产能退出工作实施方案》，做好落后产能淘汰工作。加强绿色制造示范体系建设，通过走访活动、召开政策宣贯会等形式，积极推进绿色制造示范体系建设。长城汽车、理文卫生用纸、理文造纸等9家企业成功创建国家级绿色工厂，永川高新区成功创建国家级、市级绿色工厂，重庆西源凸轮轴有限公司、重庆新泰机械有限公司等19家企业成功创建市级绿色工厂，重庆航凌电路板有限公司、长城汽车等2家企业成功创建市级水效领跑者，川亿电脑（重庆）有限公司、公元管道（重庆）有限公司等9家企业成功创建市级节水型企业。

2. 宣传文明健康生活理念

充分利用新媒体、传统媒体，结合“3·19”城市管理服务周、“周末红”主题志愿服务等活动，广泛开展宣传，积极引导广大市民参与、支持、关注、关心城市管理工作，形成“人人皆知、人人参与、人人支持”的浓厚氛围。同时，在永川电视台、永川手机报、永川微发布、茶竹论坛等新闻网络媒体开辟专栏，设立曝光台，畅通举报热线，引导广大市民对不文明行为敢于发声、勇于说“不”。

三、工作成效

(一)生态环境宜居,群众幸福感显著增强

1. 大气环境状况

2022年,全区环境空气质量优良天数322天,优良率达88.2%,PM2.5浓度为32 μg/m³,较上年同期下降8.6%,超额完成市政府下达的蓝天目标任务。开展细颗粒物和挥发性有机物走航监测50余次,完成机动车路检车辆3000余辆,淘汰、替换老旧车1300辆,完成638家涉气中小微企业综合整治工作。

2. 声环境状况

2023年全年声环境质量保持基本稳定,其中区域环境噪声昼间均值为52.3分贝,道路交通噪声昼间均值为65.5分贝,功能区噪声夜间达标率为90%,均与去年持平。

3. 水环境保护情况

2022年临江河茨坝市考断面、九龙河矮墩桥市考断面水质均达到Ⅲ类,小安溪双河口市考断面水质达到Ⅱ类,2个城区饮用水源地水质达标率为100%,20个乡镇集中式饮用水源地水质达标率为100%,17个水功能区水质达标率为100%,完成了6.98千米重点干支流内源整治。建成人工湿地6个,前置库净化塘12个,生态缓冲带18.8千米。

(二)城市街清巷洁,整体形象进一步提升

严格执行晨前普扫、16小时巡回保洁、“1533”作业标准等道路清扫保洁制度,严格落实垃圾收运“123”作业标准,主要道路机械化清扫、洒水降尘率超过90%。积极实施“增绿添园”行动,城市公园升级改造有序推进,37公顷“荒地”变“花海”,2023年区绿化覆盖率达到42.62%,人均公园绿地面积10.40平方米。统筹实施夜景“霓虹工程”,完成人民广场片区、兴龙湖片区、新区体育馆楼宇景观灯饰改造,兴龙湖公园、新区体育馆成为城市会客厅和网红打卡地。

专家点评

永川区以实现“高品质生活”为目标，以强化组织管理、建设健康环境、完善健康保障、普及健康知识、优化健康服务为重点开展建设工作。一是环境整治全方位。以水、大气、固危废等为重点，实现环境风险隐患闭环管控、长治长效。二是市容治理全链条。通过排查整治乱搭乱建、乱停乱放、乱贴乱画等现象，改造老旧小区，实施“增绿添园”行动，有序推进城市公园升级改造，为群众营造了良好的居住环境。三是健康生活全过程。开展塑造绿色企业低碳转型和宣传文明健康生活理念，让绿色文明健康的生活工作方式在永川遍地开花。

（点评专家：赵瑜）

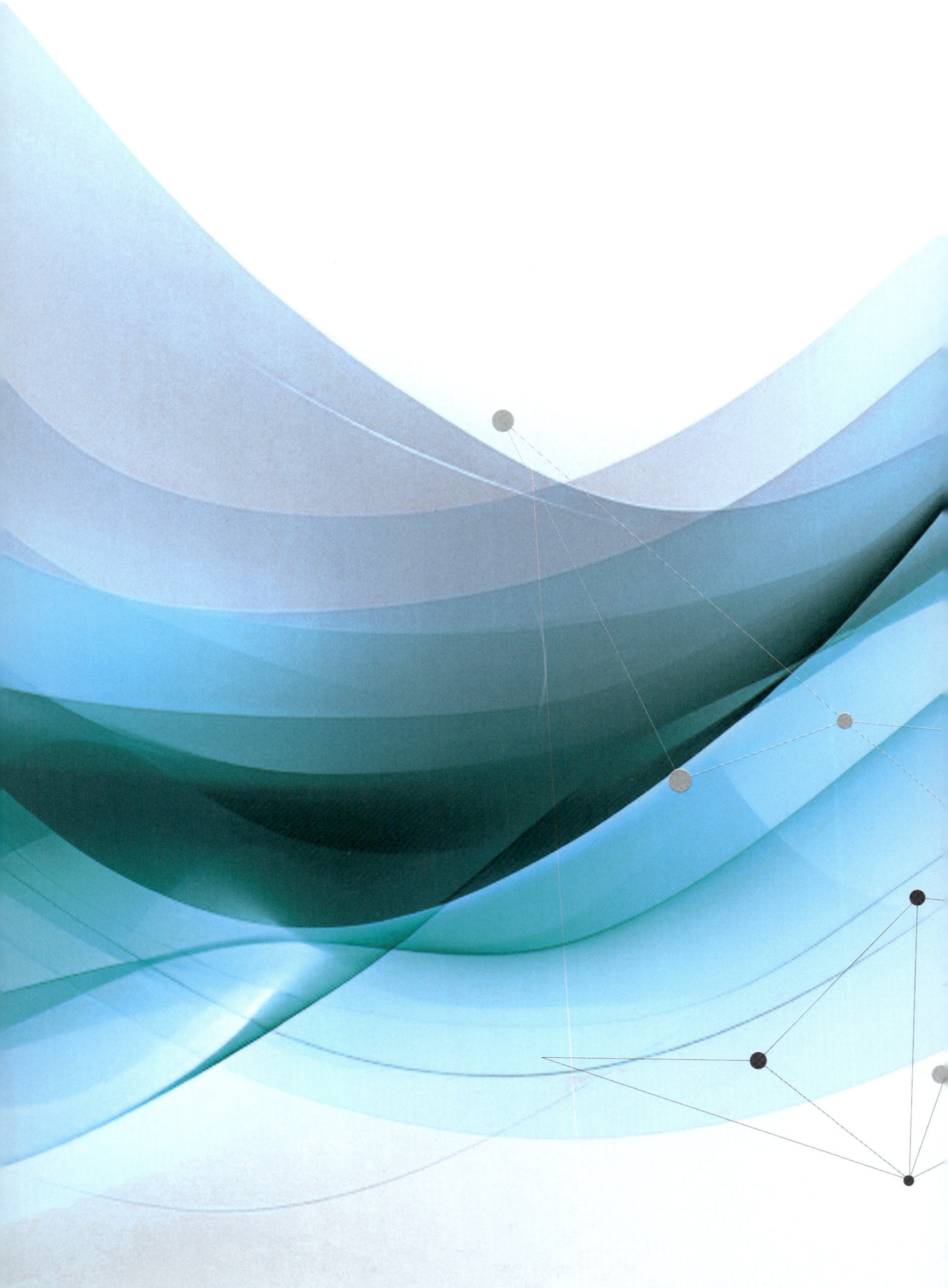

实施共建共享

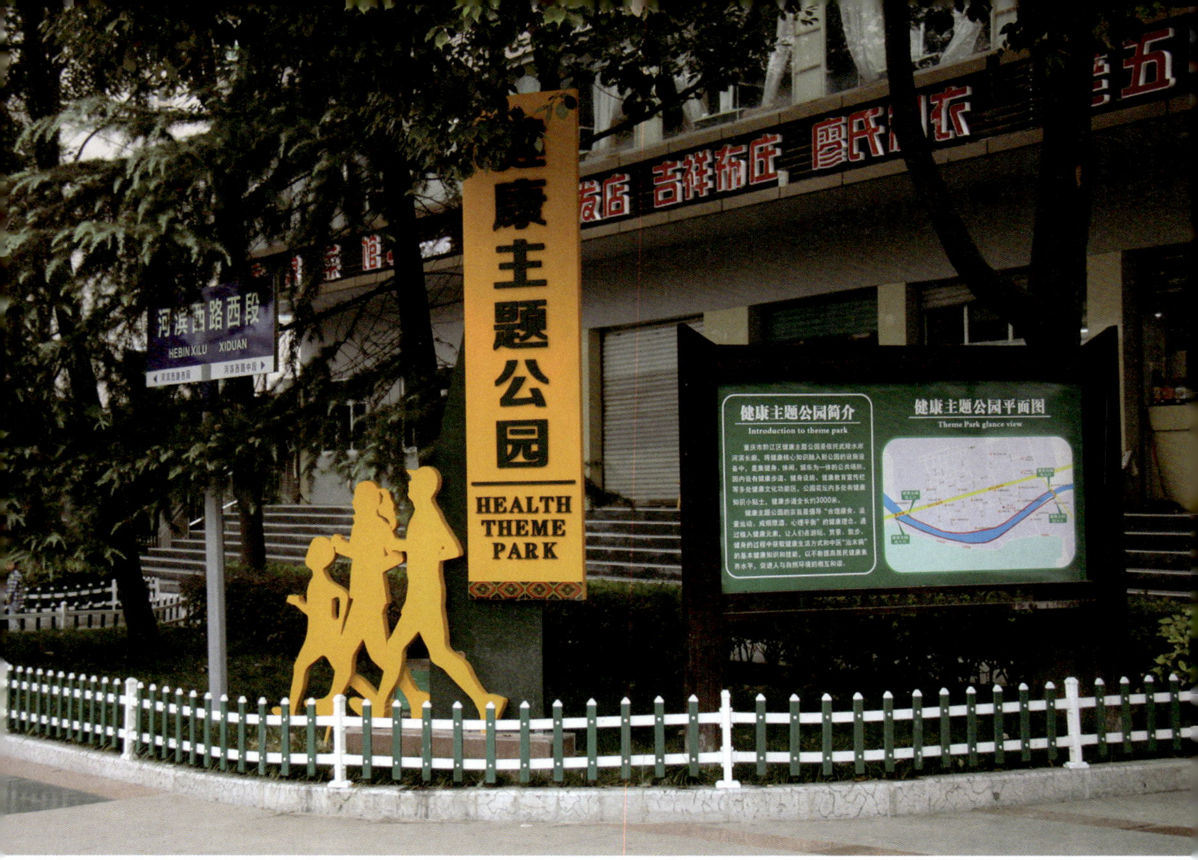

以“文”倡导健康生活，以“体”促进全民健身

——黔江区案例

案例概述

黔江区大力发展文体事业，自健康促进区创建工作启动以来，区委、区政府将项目建设和文体事业充分融合，发挥“以文育人、以体强身”的独特优势，从坚定文化自信、繁荣文艺创作、搞好文艺活动、推动文化惠民、建设文艺队伍等方面倡导健康生活新理念，从建设公共设施、维护体育场馆、推动体育为民、推广全民健身、推进竞技体育等方面贯彻全民健身计划。通过一系列活动和措施，落实“将健康融入所有政策”策略，群众文化意识和健康意识得到显著提升。

一、背景介绍

黔江自东汉置县至今已有1800多年历史。2000年9月，重庆市撤销黔江开发区和黔江土家族苗族自治县，设立黔江区。黔江区地处武陵山区腹地和重庆市东南部中心，是国家定位的武陵山片区中心城市之一和渝东南区域中心城市，辖30个乡镇街道，辖区面积2402平方千米，户籍总人口55.38万人，少数民族人口占74.5%。黔江区生态宜居，森林覆盖率达60%，被评为“绿色中国·杰出生态绿色城市”、“中国清新清凉峡谷城”和“中国森林氧吧”，拥有7个4A级景区，巴楚文化交汇、土家苗汉交融，集革命老区、少数民族聚居区、边远山区、国家扶贫开发重点区于一体。近年来，荣获全国社会治安综合治理“长安杯”，并获得“国家卫生区”、“全国民族团结进步示范区”、“全国双拥模范城”和“国家生态文明建设示范区”等称号。

二、主要做法

（一）以“文”育人，倡导全民健康生活新理念

1. 坚定文化自信，弘扬时代新风

坚持中国特色社会主义文化发展道路，推动黔江本土优秀传统文化创造性转化、创新性发展。继承铁血英雄温朝忠、革命先烈万涛、红色基地水车坪红军树等革命精神，发展“宁愿苦干、不愿苦熬”的黔江精神，用优秀文化丰富人民的内心世界，不断提升全区人民的精神素养和人格修养，营造良好清新的文化氛围。弘扬新风正气，推进移风易俗，严厉打击非法邪教、黑恶势力，革新陈规陋习，着力塑造文明乡风、良好家风、淳朴民风。

2. 坚持守正出新，繁荣文艺创作

加强黔江现实题材创作，坚持思想精深、艺术精湛、制作精良的艺术标准，不断推出深耕于黔江大地、植根于黔江人民的精品力作。先后完成《风雨廊桥》《寻梦芭拉胡》等4首歌曲的创作录制，出版《遇见濯水》、《濯水诗百首》和文化生态保护实验区论文集《武陵遗韵》，整理《濯水古镇的历史文化观察》等10万余字的研究文献，文艺创作成果丰硕、成绩斐然。濯水古镇获评中国特色小镇、中国楹联文化名镇，“生态家园·濯水古镇”登上国家邮票，濯水土家风雨廊桥获评“世界第一风雨廊桥”。

3. 周密策划部署，搞好文艺活动

2018年，“多彩中华——少数民族电影展映”、“中华民族一家亲”送戏到濯水等活动成功举办，赢得了社会各界的广泛关注和好评。组织召开黔江·小南海十三寨土家族文化生态保护发展研讨会，为土家族文化生态保护建言献策、提供智力支撑。创新推出“老百姓选书，图书馆买单”、“黔图讲座”和“干部进书屋（图书馆）”等读书活动品牌；开展亲子诵读、绘本阅读和青少年阅读活动15场，“黔图讲座”14场，送展览活动10场；组织“世界读书日”全民阅读、“中华魂”——放飞与梦想等主题活动。

4. 接地气聚人气，推动文化惠民

2018年，坚持重心下移，共建共享，完善公共文化服务体系，建成覆盖城区、重点旅游乡镇广场的免费Wi-Fi热点74个，提高网络的覆盖面和适用性。引导广大文艺工作者深入生活、扎根人民，用心用情用功编排群众喜闻乐见的文艺节目，组织开展文化惠民消费、送演出展览讲座进基层等群众文艺活动3000余场，惠及群众30余万人次。全面铺开“把党的十九大精神全面落实在黔江大地上”文艺宣传“六进”活动，组织文艺宣传队进基层宣传党的十九大精神280场，发放党的十九大报告读本2000余册。

5. 强人才培智力，强化队伍支撑

管好用好文化馆濯水分馆、名家创作室，实施好免费开放、免费培训，吸引群众广泛参与文化活动，保障群众合理诉求，营造浓厚古镇文化氛围。用好旅游学院、经贸学院、职教中心等区内大专院校资源，加强培训，提高基层公共文化从业人员的业务素质，指导群众开展健康积极的文艺活动。发挥好基层文化能人、文化爱好者的带动作用，培育发展农村演出队、文化中心户，打造一支扎根基层、服务群众的公共文化服务队伍。

（二）以“体”强身，推动全民健身计划新发展

1. 建设公共体育设施

政府财政加大公共体育设施建设投入力度，截至2018年，新建各类健身场地11.33万平方米，全区体育场地面积达84.43万平方米，人均体育场地实现1.83平方米。新建乡镇健身（文化）广场4个，农体工程3个，登山步道5条；完成阿蓬江11.8千米的彩色健身（休闲）步道铺设；建成市级社区健身点5个，笼式足球场2个；新建和

改造学校体育场地7个；启动鹅池镇五人制足球场前期建设，不断满足人民群众日益增长的体育健身需求。

2. 开放与维护体育场馆

推动黔江体育场、体育馆、门球场及各类户外健身器材向社会免费开放，免费开放率达100%；实行游泳馆、羽毛球馆分时段免费低收费开放，推进服务标准化、均等化，有效提升体育场馆运营能力和公共服务水平。2018年，对城区3000余条室外健身路径进行全面维护，对部分破损器材进行拆除和更新，开展体育馆安全检测工作，启动体育场、足球场改造，为原国家级深度贫困镇金溪镇维修改造约5600平方米的健身场地7块，配置健身器材47件。

3. 推进体育为民惠民

坚持以"好体育人在行动"为抓手，规范制度、狠抓落实，扎实搞好搞活体育为民惠民服务活动。2018年，全区共有基层社会体育指导员1323人，开展体育惠民展演活动17次，定期开展健身气功、太极拳、乒乓球、足球等项目培训。2018年，先后两次在体育场馆为2000余名群众免费开展体质监测活动，并有针对性地提供健身意见。组织工作人员深入黄溪镇茶山村，为500余名群众开展国民体质监测，深受群众欢迎。

4. 推广全民健身活动

扎实推进"全民健身四季健步走""全民健身日""全民健身周"等活动，每晚在体育场开展健步走运动，并辐射到小区和体育公园。开展健身气功、足球、羽毛球、乒乓球、健步走等活动。2018年，组织"好体育人"体育健身志愿服务56次，将体育送进社区、学校、军营、敬老院18次，足球协会和俱乐部自筹资金为学生送足球40个、球衣87套。举办群众体育赛事40场，举办体育展演、培训及体育为民惠民服务活动22场，参与群众6万人次。广泛开展全民健身知识宣传，在体育场馆、乡镇村社发放全民健身指南和健康宣传手册9000余份。

5. 推动竞技体育发展

以"体育强国梦"为定位，科学选材、狠抓训练，创造竞技体育新历史。第十三届全运会男子77公斤级举重比赛铜牌，是黔江区首次在全运会获得的奖牌。组织运动员参加2017年全市青少年摔跤锦标赛、拳击锦标赛和第九届亚洲跳绳锦标赛，荣获多块奖牌，其中2名运动员达到国家一级运动员标准。2018年，成功举办国家级和市级体育赛事57项共1623场，参加人数达到31551人次，包括中国山地马拉松系列赛重庆黔江站、中国跑客节、全民健身运动、摆手舞大赛、第八届重庆市全民健身运动会跆拳道比赛等。

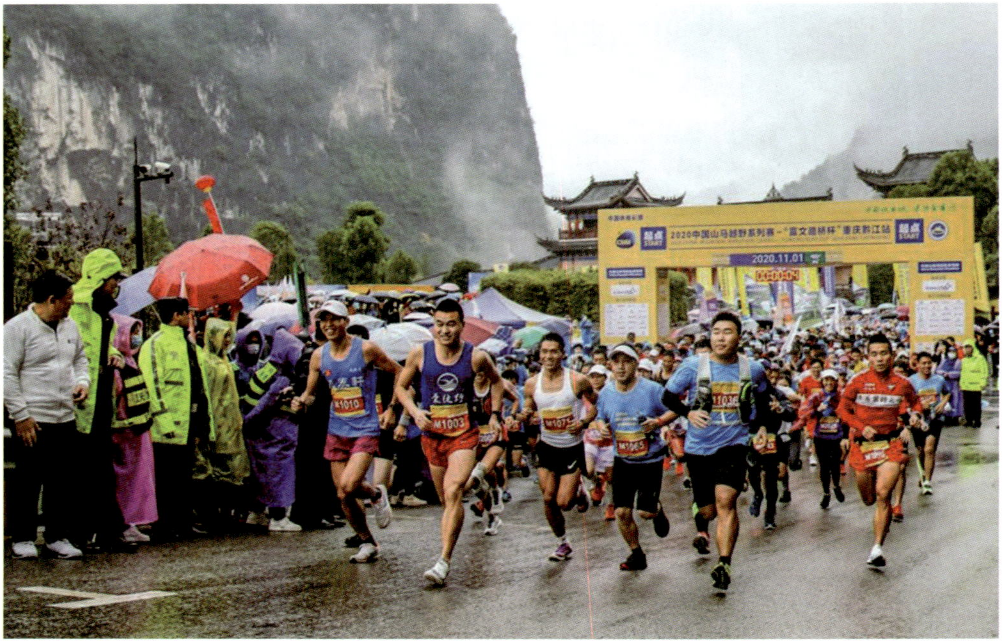

2020中国山马越野系列赛重庆黔江站

三、工作成效

(一)“书香黔江”建设成效显著

2018年,公共图书馆建成投用,启动24小时图书馆建设工程,完成30个图书馆分馆、30个乡镇公共文化服务中心、219个村(社区)农家书屋、65个文化中心户建设,区、乡镇、村三级公共文化服务设施全面建立,群众阅读资源更丰富,思想道德建设和文明程度再上新台阶。

(二)文体惠民活动逐渐丰富

2018年,举办第十二届闹元宵龙狮舞大赛、第三届“灯谜会”、春节非遗民俗展暨第三届群众精品文艺节目展演等春节文化活动48场;开展乡村文化供给优化升级行动,全年开展流动文化服务进基层550场;放映惠民电影2235场;开展全民阅读活动160场次、文化艺术普及活动325场次;举办全民健身赛事及交流活动112场;开展国民体质监测2000人次;新增社会体育协会3家、体育俱乐部3家;培训国家级二级社会体育指导员100人。

(三)全民健身意识普遍增强

黔江居民经常参加体育锻炼人数比例达到82.6%,其中,每周参加体育锻炼频度3次及以上人次占受访样本的53.2%,每次锻炼持续时间30分钟以上人次占受访样本的59.4%,每次体育锻炼的运动强度达到中等及以上人数占受访样本的52.3%。

专家点评

黔江区有天然绿色的生态环境,是少数民族聚居区,自然、人文特色突出,在健康促进区的创建工作中,结合实际、利用资源、发挥优势,将已经成熟的文体品牌和"将健康融入所有政策"策略充分融合,焕发出新的活力。以"文""体"为抓手,以"育人""强身"为路径,以"倡导全民健康生活新理念""推动全民健身计划新发展"为目标,通过"文""体""卫"的沟通协作,将坚定文化自信、繁荣文艺创作、搞好文艺活动、推动文化惠民、强化队伍支撑、建设公共体育设施、维护体育场馆、推进体育为民惠民、推广全民健身活动等政策措施做实做细,提高了群众的文化修养和文明程度,强化了群众的健康意识和锻炼习惯,造福了一方百姓。

(点评专家:伍颖)

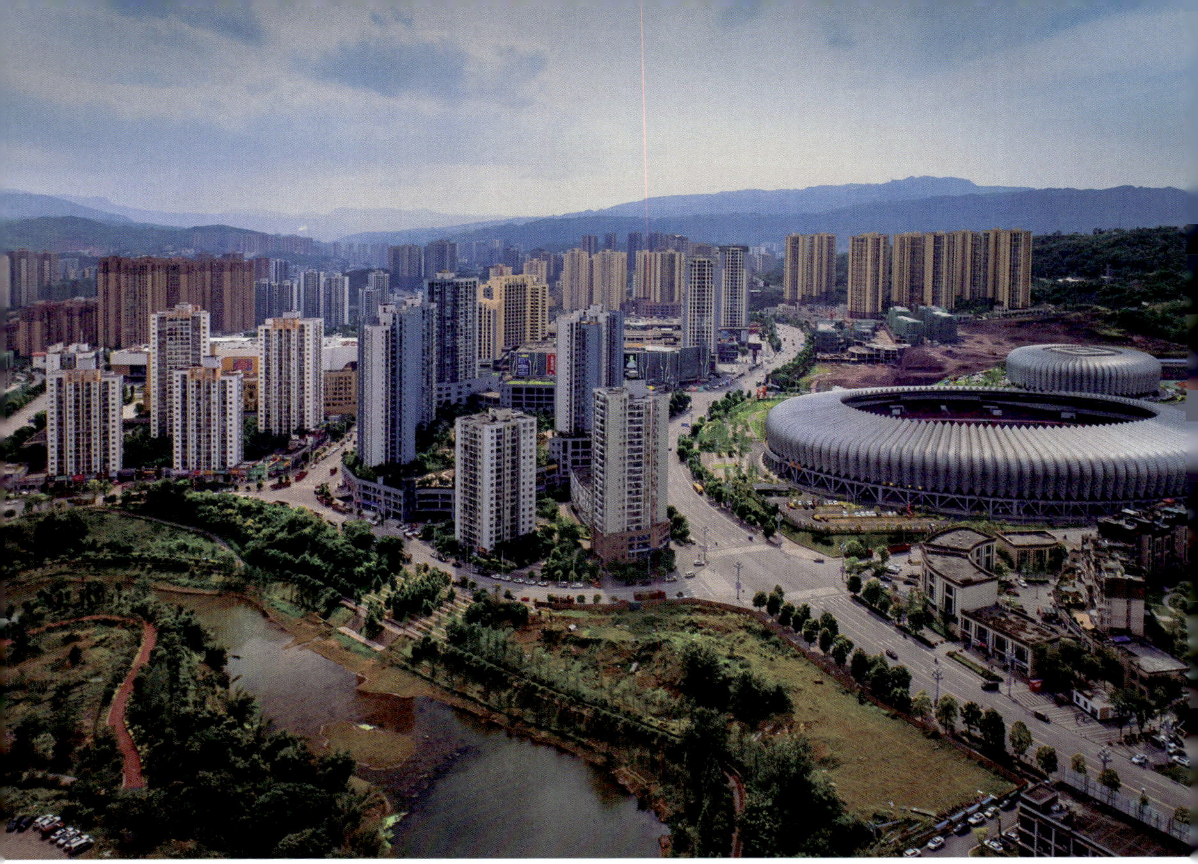

共建健康綦江，共享美好生活

——綦江区案例

案例概述

綦江区自2016年开展健康促进区建设以来，大力倡导健康优先的理念，实施“将健康融入所有政策”策略，从组织领导、人群分类管理、健康环境提升、全民参与健身、强化创建宣传五个方面着手，形成政府主导、部门协作、社会动员、全员参与创建的创建模式。通过“三个到位”加强创建组织领导；对重点人群坚持分类施策、精准服务，健康服务政策深得民心；从健身环境、就医环境、无烟环境及场所建设四个方面逐步提升健康环境覆盖率及质量；通过三个渠道全面加强健康宣传，群众获得感、幸福感显著增强。通过建设，居民健康素养水平和人均期望寿命得到提高，建成的一批健康细胞起到示范带动作用。通过建设，各部门之间健康工作联动得到加强，领导干部和群众的健康意识都有很大提升，进一步完善了工作网络，为后续持续开展健康促进工作打下了坚实基础。

一、背景介绍

綦江区（不含万盛经开区）是西南出海大通道上的重要节点，东邻南川区，南接贵州省习水县、桐梓县，西连江津区，北靠巴南区，辖区面积2182平方千米，主要以山地、丘陵为主，全区林地面积168万亩，森林覆盖率51.4%。全区辖21个街镇，人口77.65万人。綦江区现有医疗卫生机构45家，其中区级医疗机构3家、街镇卫生院23家、厂矿民营医院21家，医疗机构床位数6960张。綦江素有“渝南门户”之称，是中国农民版画之乡、中国西部齿轮城、中国民间文化艺术之乡，先后荣获全国休闲农业和乡村旅游示范区、全国幸福家庭活动示范区等称号。

二、主要做法

（一）“三个到位”夯基固本强保障

1. 组织保障到位

将健康促进区建设工作纳入年度政府工作目标，成立以区长为组长的创建工作领导小组。区委书记、区长先后多次动员安排部署工作、提出明确工作要求，定期召开领导小组会议推进创建工作。选聘28名教育、农业、卫生健康等方面的专家组建区健康促进专家委员会。完善网络建设，全区工作网络、专业网络覆盖率达100%。

2. 工作机制建立到位

制定“1+5”工作方案体系，即1个总的实施方案，督查、宣传等5个子方案。区政府分别与20个街镇、26个领导小组成员单位签订目标责任书，将创建工作纳入年终目标考核。建立信息共享及督查机制，实行单位工作进展月报告、区委督查室日常督查与领导督办相结合的方式，2017—2018年，开展创建集中督查4次、区领导现场督办3次。积极探索“将健康融入所有政策”策略,建立公共健康政策审查制度,共计梳理公共健康政策165条,审查公共健康政策30个,提出修改意见74条次,采纳12条。

3. 创建基础到位

加大财政投入力度,将创建工作经费纳入财政预算,2016—2018年,投入20多亿元用于场所建设、改善环境、提供健康服务等相关工作,其中创建专项经费90万元。强化工作培训,安排人员到各地学习创建经验。2018年,举办全区健康类专题学习3次,业务类培训4期,实现培训全覆盖。

(二)分类施策优服务,素养水平渐提升

1. 关爱青少年,促进其健康成长

邀请健康教育专家定期进学校开展心理健康、疾病预防、眼保健等健康知识讲座,青少年受众覆盖率达100%。开展结核病专项行动,将结核病筛查项目作为中小学新生入学体检和教职员工常规体检的必查内容;连续5年实施高二学生结核病免费筛查,2017、2018年共计筛查12027人,筛查率达98.8%。

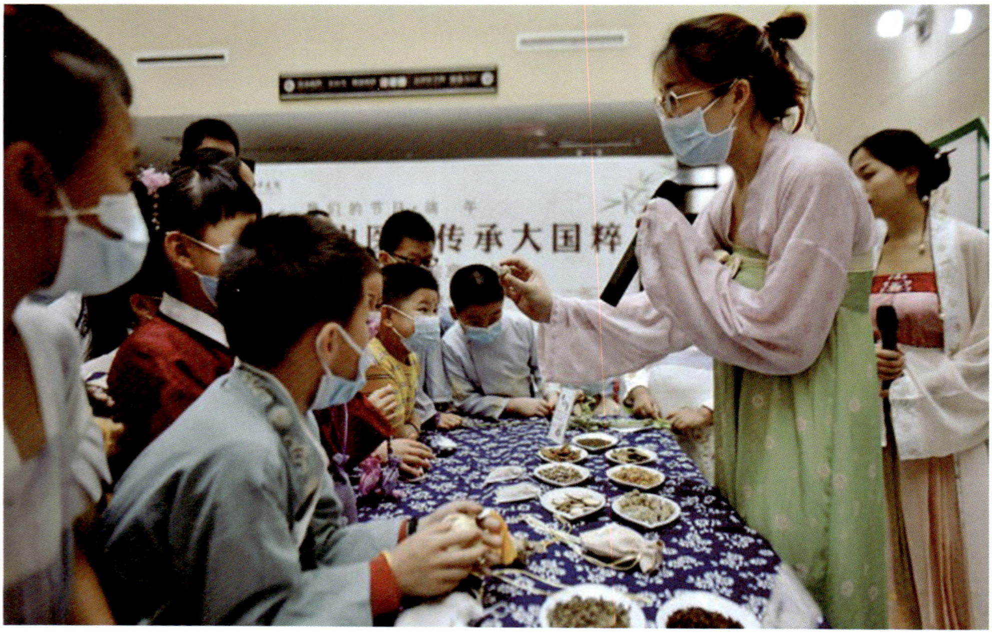

端午节组织学生实地参观、体验中医中药文化

2. 关爱慢性病患者，倡导健康生活方式

建设健康綦江信息化平台，实现人口信息、健康档案、病历数据有效共享，及时抓取初诊慢性病患者信息，实时传送到基层医疗卫生单位，对其进行规范管理。以社区为中心，由家庭医生团队定期对其开展健康讲座，互相交流经验，现场为患者答疑，举办慢性病防控趣味活动等，评选优秀自我管理者。

3. 关爱老年群体，使其安享幸福晚年

街镇与卫生院、养老院签订医养三方协议，为老年人提供规范健康服务，每年至少举办健康知识讲座2次，为老年人进行健康体检1次，家庭医生签约覆盖率达100%。坚持公办养老和社办养老并举，全区建立各类养老服务机构184家，设立养老床位6282张，投入专项资金在全区23所公办养老院安装高清视频监控系统，并与市级联网。

4. 关爱特殊群体，促进社会和谐

为全区建卡贫困户办理了綦江区扶贫救助医疗卡，持卡贫困户可在全区公立医院享受"两免三减"救助政策优惠。2018年全区共减免持卡贫困户费用17.16万元，受益3446人次。针对严重精神障碍患者，出台《重庆市綦江区特殊困难家庭严重精神障碍患者救治救助基金管理办法》，建立300万元资金池滚动使用。2016年、2017年拨付救助经费359万元。在辖区8个街镇进行二代抗精神病药物免费发放，受益685人次，金额达70.5万元。

（三）多头并进齐发力，健康环境更美丽

1. 健身场地更加普及

2017年10月，占地150亩，集足球场、恒温游泳馆、网球场于一体的体育中心投入使用。2017—2018年，在原有绿地公园基础上改建成营盘山健康体育公园，建成篮球、足球、羽毛球、轮滑等8个运动场地，安装一批健身器材，营造出浓厚的健身运动氛围；修建了沙溪河公园7公里健康步道；投入5000万元，建成街镇健身广场13个、市级社区健身示范点22个、农体工程278个，并实现45个贫困村农体工程和全区社区健康路径全覆盖，21所城区学校体育场地向市民免费开放，建成"15分钟健身圈"，真正做到让群众有地方健身、有好地方健身、健得起身。

2. 就医环境更加舒适

2017—2019年,投入8.7亿元实施区中医院、区妇幼保健院整体迁建和区人民医院新门诊及住院大楼新建,投入2210万元规范基层医疗机构建设,街镇卫生院标准化达100%,村卫生室标准化达88%。开展医疗机构环境提升行动,院区吸烟、院容院貌、医疗废弃物、"四害"防治等重点问题得到明显改善。

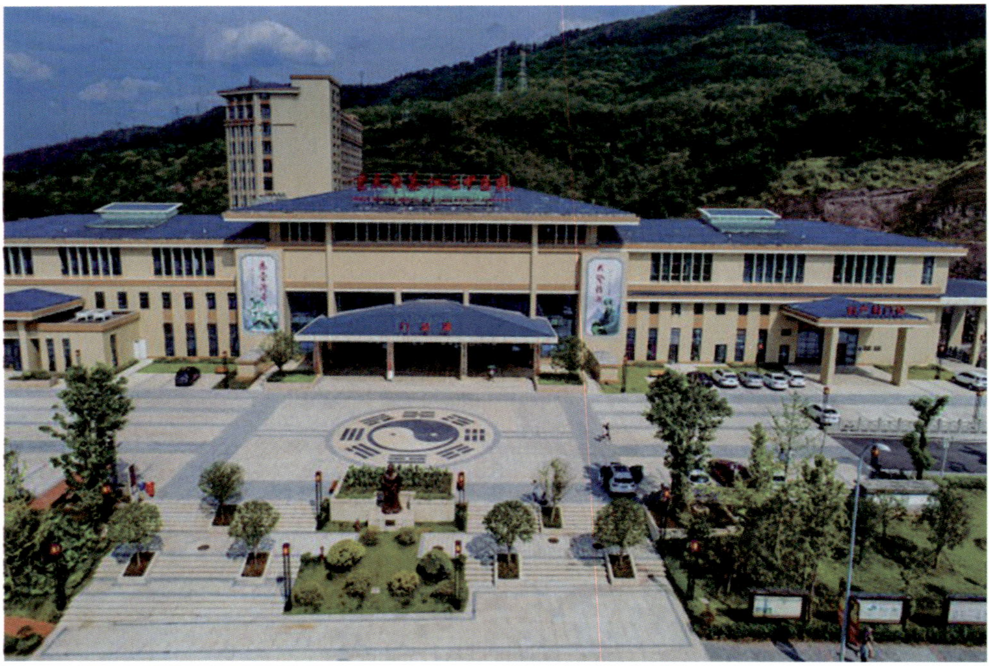

2023年,綦江区中医院成功创建三级甲等中医院

3. 无烟环境持续巩固

在所有公共场所实施控烟行动,把控烟工作纳入单位目标管理,加强重点环节管控,场所均设置控烟巡查员,酒店设置无烟楼层,医疗机构设置戒烟门诊,公共交通工具实行全面禁烟。实行"能进能出"评价制度,截至2018年,建成无烟单位189家,取消无烟单位10家。

4. 健康场所示范引领

全面开展健康细胞建设。在机关落实职工健康体检、每日工间操制度、应急救护培训;在学校设置健康教育课程,落实60分钟阳光体育、10分钟眼保健操,开展特色体育活动;在医院对患者实施全链条健康教育,群众对公共卫生服务满意度逐年提升;在企业以职业防护为重点,举办健康知识讲座,打造健康的工作环境和健身场所；在社区改造健身场地、阅览室，添置器材，组建秧歌队、太极拳队等，丰富群众业余文化生活；向家庭发放控油壶、限盐勺等健康支持性工具，普及健康知识。

（四）全民健身共参与，公民体质渐提升

1. 体育赛事引领驱动

2017—2018年，承办重庆老瀛山国际越野挑战赛、亚特拉斯国奥男篮四国争霸赛、重庆市青少年射箭锦标赛等大型竞技体育赛事，吸引众多国内外选手参赛。2018年10月，举办“运动南州，健康綦江”綦江区第一届全民运动会，64个代表团5000余名运动员参赛。组织青少年参加市级以上体育赛事，获得79金、79银、84铜的好成绩，实现了体育竞技成绩大提升。

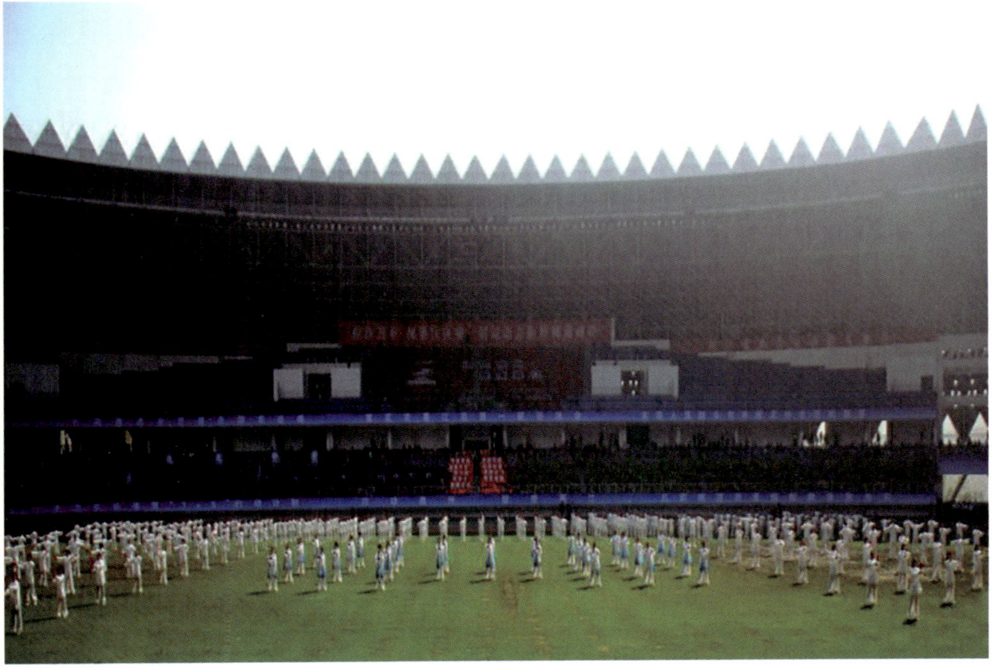

举办綦江区第一届全民运动会

2. 全民健身常态推动

2016—2018年，每年均举办古剑山迎新登高活动，全区各部门干部职工都积极参与。2017年、2018年连续举办两届“万步有约”职业人群健走大赛，获得优秀团队、减重达人等共计21个奖项。常态化开展元旦、春节、元宵节“三节”体育活动。以8月8日全民健身日为契机，开展体测、健身知识讲座等系列活动，参加群众达

2万余人。在学校、各街镇常态化开展各种类型体育课程、健身赛事。经常参加体育锻炼的人口比例达48.6%。

3. 健康社团积极带动

各类健康社团、跑团积极参与健康促进区创建,开展每周一徒步、健康促进区创建签名、志愿者公益跑等活动。2018年,评选出5个“健康社团”、2名“健康大使”,健康社团对健康促进区创建起到了带动作用。

(五)多种形式强宣传,群众知晓显提升

1. 媒体平台宣传

利用一报、两台、两微信,多渠道宣传健康促进区创建的意义、举措成效以及先进典型。电视台持续播放公益广告,开设专家访谈6期、其他健康类栏目49期;綦江日报设立《卫生健康之窗》《科普之窗》专栏;各单位微信公众号每周推送健康信息;组织开展全国健康促进区有奖知识竞赛等活动,营造浓厚的宣传氛围。

2. 部门联动宣传

强化户外宣传效应,利用高速路T型广告牌、城市灯杆道旗、护栏、建筑围挡、公共交通工具等载体展示创建口号;在餐饮企业张贴健康提示,在酒店客房、窗口单位放置《綦江区市民健康手册》,在公共场所张贴宣传海报。2018年,发放《重庆市全民健身指南手册》2万余册。在公共场所播放公益广告,倡导健康行为。

3. 传统媒介宣传

2017—2018年,统一设置健康教育宣传栏426个,定期更换宣传内容5088次。在各类场所发放健康读本4万余份、《綦江区市民健康手册》1万余份、健康宣传折页12.5万份。在142个机构场所设置健康资料自取架221个,方便群众随时取阅健康资料。

三、工作成效

2017—2018年,经过两年的创建,全区各项健康相关指标明显改善,主要体现在“两提高一改善”。

1. 健康素养水平逐步提高

通过创建，区居民健康素养水平达16.9%，成人吸烟率为20.83%（建设之初为45.63%，下降了24.8个百分点），经常参加体育锻炼的人口比例达48.6%，中小学生体质合格率达98.34%，群众对健康促进区创建的知晓率达73.57%。

2. 健康指标逐年提高

人均期望寿命77.65岁，孕产妇连续两年零死亡，5岁以下儿童死亡率4.55‰，65岁以上老年人健康管理率达67.5%，高血压、糖尿病规范管理率超过60%。

3. 健康环境明显改善

农村无害化卫生厕所覆盖率达70.1%，人均体育设施用地面积达2.05平方米，人均公园绿地总面积达15.51平方米，建成主题公园3个，健身步道6条。建成健康促进机关94个（覆盖率为77%）、健康促进学校55所（覆盖率为53.4%）、健康促进医院27家（覆盖率为54%）、健康促进企业3家（覆盖率为25%）、健康促进村/社区103个（覆盖率为27%）。

专家点评

綦江区高度重视健康促进区建设，大力倡导健康优先的理念，实施“将健康融入所有政策”策略。在区委、区政府领导下，构建政府主导、部门协作、社会动员、全员参与的健康促进工作新模式。一是将创建工作纳入部门、单位年终目标考核，由区委督查室牵头开展督查，有效提升创建工作主动性；二是部门联动效果好，将工作指标按照职能职责分工到各部门各单位，定期召开推进会，通报工作进展；三是加强场所建设，发挥示范引领作用；四是注重环境提升，增加资金投入，改善就医环境和健身环境，为群众提供便捷的服务。经过两年的创建，居民健康素养水平达16.9%，形成了较为完善的健康促进网络，为持续开展健康促进工作提供了坚强保障。

（点评专家：黄媛爽）

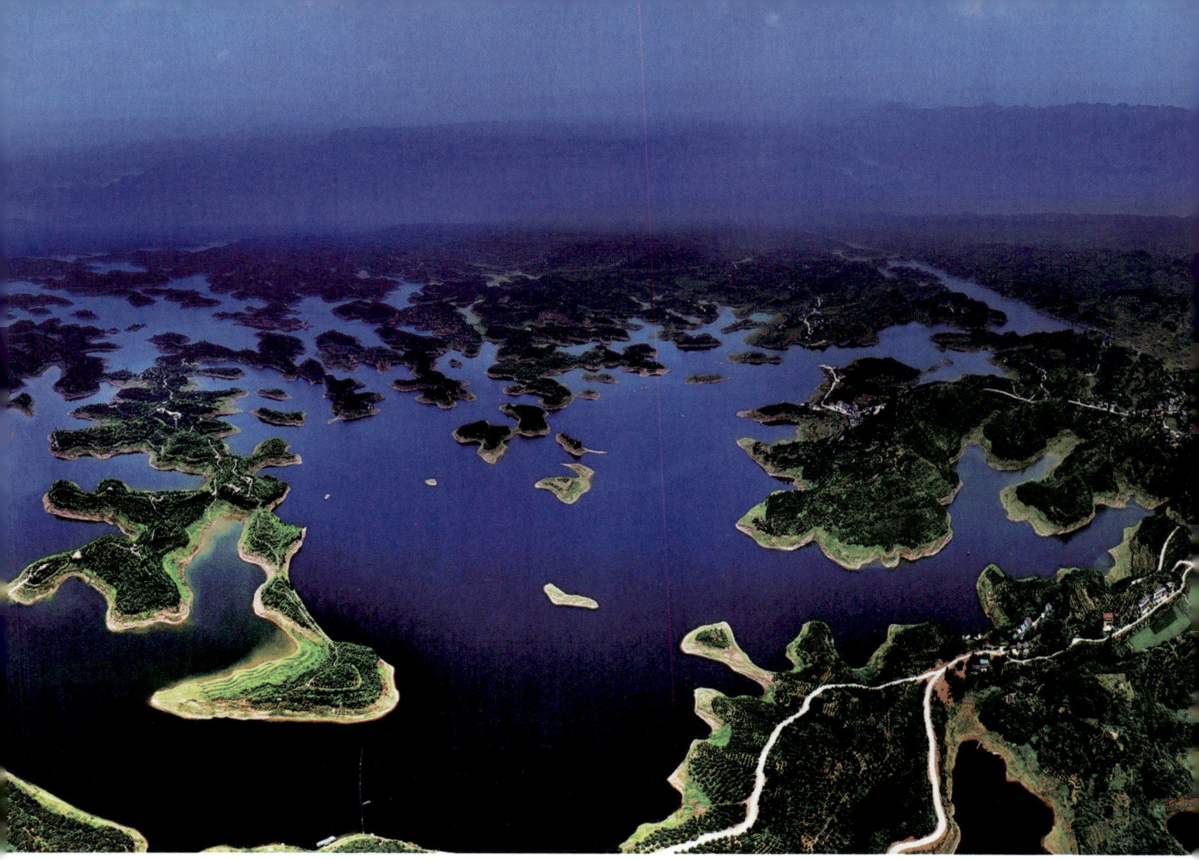

长寿区“三突出、三提升”推进健康区建设

——长寿区案例

案例概述

为落实“健康中国”战略的重要举措，让重庆市长寿区契合“长寿”这个地名所赋予的美好含义以及实现人民对健康长寿的美好追求，长寿区以建设健康区为契机，以突出工作保障、突出文化引领、突出基础建设三个“突出”为重要抓手，推进建设工作，居民健康素养水平从2021年到2023年实现增长3.1%的跨度，人居环境得到持续改善，医疗服务能力和健康服务水平获得双提升。

一、背景介绍

长寿，是全中国乃至全世界唯一一个以“长寿”命名的区县级行政区，地处重庆腹心，长江穿境而过，全区面积1424平方千米，是首批国家级环都市区产业转型升级示范区之一，也是重庆主城都市区同城化发展先行区。自2021年开展健康区建设工作以来，长寿区委、区政府不断加强和完善健康区建设工作，秉持“将健康融入所有政策，人民共建共享”理念，凝心聚力，综合施策，以三个“突出”为重要抓手，促进健康区建设工作效能、居民健康素养水平、城乡健康环境的“三提升”。

二、主要做法

(一)突出工作保障，提升建设效能

1. 构建指挥体系

成立由区长任组长、分管副区长任副组长，各街镇、区级各部门主要负责人为成员的健康区创建工作领导小组，各成员单位相应成立由主要领导任组长的健康促进工作领导小组，形成全区“一盘棋”的健康促进工作体系，并将健康区创建纳入区“十四五”规划，写入政府工作报告，高起点、高标准谋划推进。

2. 实行挂图作战

2021年长寿区出台《长寿区创建全国健康促进区实施方案》，采用“台账式”工作管理模式，细化创建任务，形成“长寿区健康区建设指标任务分解表”，将创建任务落实到每个单位、部门和人头，明确各项任务的牵头部门、责任单位和完成时限，倒排时间，挂图作战，确保各项工作任务有人管、有人抓、有人干、有实效。

3. 组建工作网络

不断加强健康网络体系建设，以区健康教育所为核心，构建覆盖各机关、学校、企业、街镇和村居的“五位一体”工作化网络，设立专(兼)职工作人员491人，为全区41所中小学配备兼职“健康副校长”。2021—2022年累计组织分层培训网络内工作人员1100人次，培训覆盖率达100%。

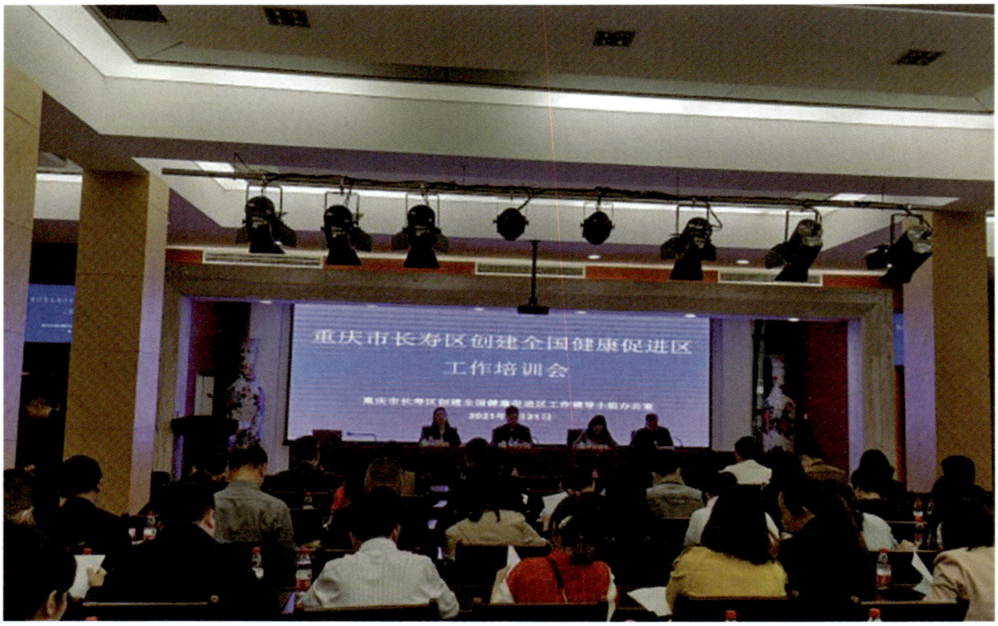

重庆市长寿区创建全国健康促进区工作培训会

4. 落实资金支持

持续优化财政支出结构,加大健康领域投入力度。2021年以来,共安排全区卫生健康各类支出3.2亿元,为疾病防控、卫生健康人才队伍建设、医疗机构基本建设等卫生健康事业提供了有力的资金保障。

(二)突出文化引领,提升素养水平

1. 厚植寿文化根基,增强居民健康意识

深挖“寿文化”核心内涵,提炼出“长于文寿于和”的城市寿文化精神。长寿区历史文化名人中高寿者多,即“长于文”;长寿人注重人与人之间、人与自然和社会之间的和谐,以“和”养“寿”,即“寿于和”。长寿湖中一片岛屿神似繁写的魏碑体“寿”字,为长寿区“寿文化”增添了文化底蕴。长寿区菩提山1789级台阶打造镌刻了19999个寿字和寿图,菩提古镇修建的万寿广场、万寿阁、万寿公园等独具特色的“寿文化”景点深刻阐述了长寿文化中的因果关系,让游客和该区广大市民在登高、锻炼中感受健康文化以及人与自然和谐共融、运动与健康辩证关系的养生理念。同时,长寿区注重挖掘健康饮食文化和发展健康产业,长寿湖鱼面、长寿薄脆、长寿血豆腐、长寿米粉等大批独具特色的长寿传统美食走进群众生活,让群众在享受健康美食的过程中，读取健康养生饮食文化的密码。长寿晚熟柑橘、生态渔业、优质蛋鸡、沙田柚等有机特色农产品形成了较大的产业链，为地方老百姓带来可观收益的同时也为全国人民送去健康。

2. 传扬中医药文化，提高居民健康水平

积极推进长寿区中医院建设三级中医医院，并于2021年顺利通过验收。加强中医重点专科建设，分别于2008年和2012年建成国家级中医重点专科（特色专科）2个，市级重点专科7个。开展中医药进校园试点，完成中医药科普及实践课程5次。打造长寿区“岐黄颐寿”杯中医药竞赛品牌，顺利举办四届活动，拍摄《了不起的中医》和《神针女侠》宣传视频，开展以《中华人民共和国中医药法》颁布5周年和《重庆市中医药条例》实施为主题的大型主题宣传活动。创新中医人才培养机制，建成廖品正国医大师工作站、刘华宝全国名中医工作室，设立龚致平全国基层名老中医药专家传承工作室，传承学员11名，培育创新型中医骨干13人，开发中医特色疗法22种。加强名中医培育，开展“长寿区名中医”评选工作，共评选区级名中医22人，培养市级名中医2名。提升基层中医馆服务内涵，实现18家基层医疗机构中医馆建设全覆盖，其中市级精品中医馆6个，基层医疗机构中医馆全面提档升级，全区中医药文化氛围浓厚，中医药服务能力不断增强。

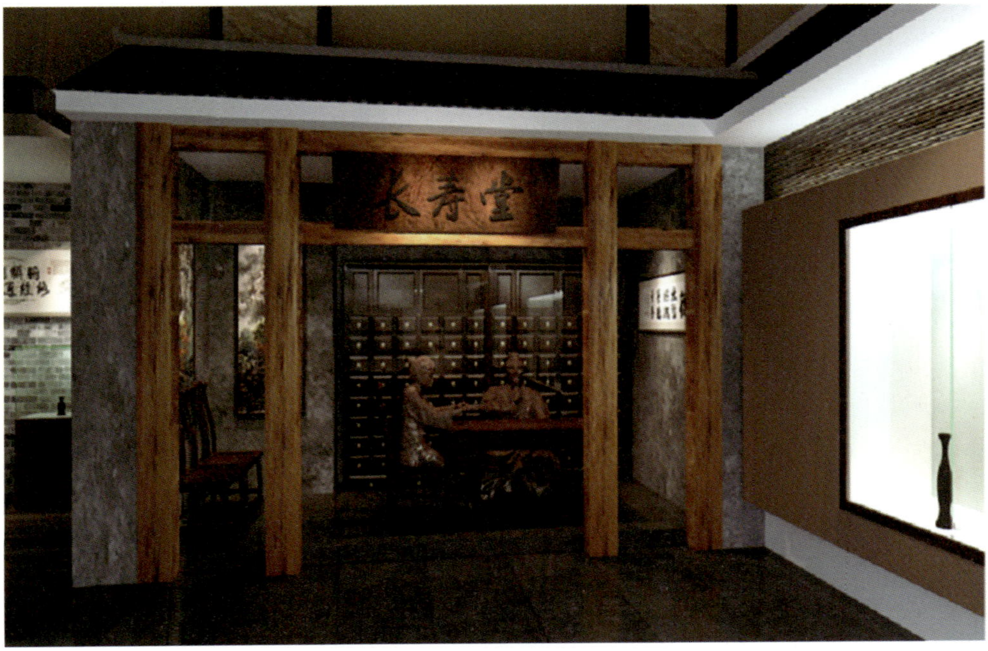

长寿区中医药博物馆

(三)突出基础建设,提升健康环境

1. 加强城乡功能品质提升

(1)完善城市公共基础设施。2022—2023年改造升级老旧小区33个、道路及人行便道66万平方米,新增城市道路8条,建成城区盲道73.8万米,整治违法建筑90万平方米。建成城市公共厕所56个,修改建农村卫生厕所2.8万个,建成无障碍卫生间(厕位)48个。修建健康主题公园3个,建成健康步道、城市绿道3条,城市绿地面积达2700万平方米,为市民提供休闲、健身的舒适场地。

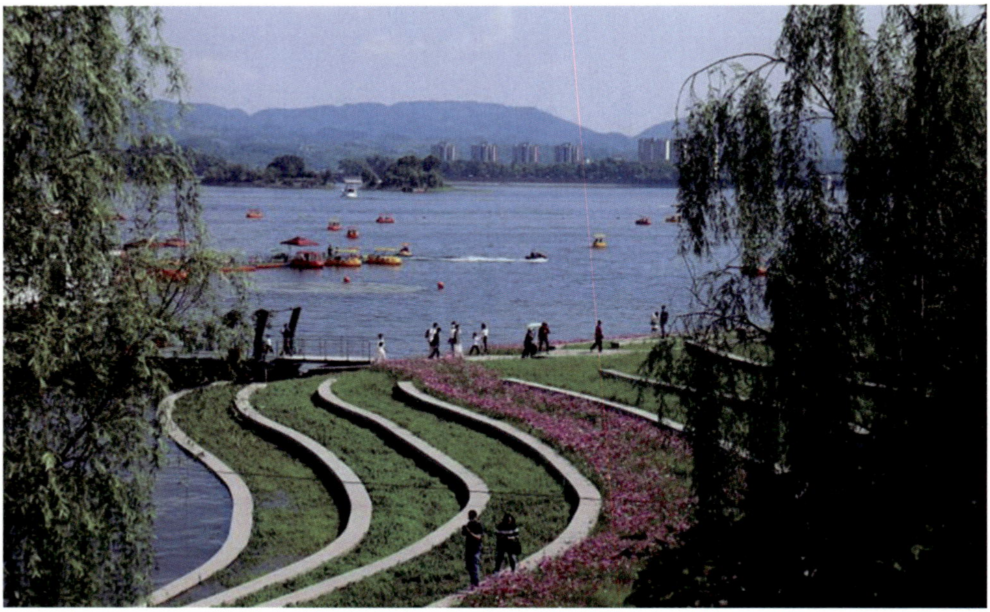

长寿区大力开展绿化建设,为居民提供宜居环境

(2)扎实推进美丽乡村建设。深入开展农村人居环境整治和美丽乡村建设,获批全市乡村振兴先行示范区、城乡融合发展先行示范区。截至2023年,建成中国美丽休闲乡村4个,人居环境示范片区4个;实施"四山"矿山生态修复825亩,治理水土流失11010亩,森林覆盖率达50%,湿地保护率达52%。

(3)加大体育场所供给。致力完善区、镇(街道)、村(社区)三级公共体育设施网络体系,目前全区体育场地设施总面积225万平方米,建成各类体育场地共计3103个,人均体育面积3.28平方米,位居全市第二。

2. 加强环境综合治理

（1）推动绿色低碳转型。2022年长寿纳入“三线一单”协同减污降碳国家试点，优化空间、交通、产业、能源结构，绿色建筑占新建建筑比例达84.9%，投用年降碳133万吨的二氧化碳回收装置，创建市级绿色工厂6家、国家级绿色工厂2家，单位地区生产总值能耗强度下降3.7%，长寿经开区获评国家级绿色园区、成功入选“重庆市近零碳园区试点”名单。

（2）规范固体废物处置。建成西南地区最大最先进的工业固废处置中心，规范开展危险废物、大宗工业固体废物、医疗废物处置，处置率均达100%。健全垃圾分类体系，完善垃圾分类设施。

（3）加强农业污染治理。推行绿色防控和病虫害统防统治，推进有机肥替代化肥，健全废旧农膜和农药化肥包装物等白色污染回收利用机制，废旧农膜回收率达96.65%。建立秸秆台账和养殖场直联直报系统，开展秸秆肥料化、饲料化、能源化等“五料化”利用，畜禽粪污综合利用率达92.18%，秸秆综合利用率达91.01%。

三、工作成效

通过健康区建设工作，全区居民健康素养水平显著提高，2023年长寿区居民健康素养水平为31.85%，比2020年创建初期提升7.7个百分点，高于本市平均水平。全人群对“健康促进区”“健康素养”“基本公共卫生服务”三个事件/词条的知晓率从36.2%、41.3%、68.0%提高到了49.1%、61.4%、79.3%；对健康促进区建设的满意度较高，为73.0%，《国民体质测试标准》合格以上人口比例达到93.4%。健康环境得到改善，2023年，长寿环境空气质量优良天数达到320天，高于全国平均水平；全区16个地表水监测断面年均水质全部达标，城区和乡镇集中式饮用水源地水质合格，首次实现双满分；危险废物、大宗工业固体废物处置率达双100%；公园绿地面积提升至355万平方米。通过持续完善医疗服务体系，区、镇、村三级医疗体系日益完善，医疗服务能力和健康服务水平得到提升，初步形成覆盖城乡的全方位、全周期健康服务体系，形成“农村30分钟、城市15分钟”医疗服务圈，区域内就诊率达90%以上。

专家点评

长寿区健康县建设以突出工作保障，突出文化引领，突出基础建设三个“突出”为重要抓手，促进了健康区建设工作效能、居民健康素养水平以及城乡健康环境的“三提升”。紧扣自身文化特色，注重文化引领，厚植“寿文化”根基，将“寿文化”贯穿于建设当中，不仅在环境打造上注重与“寿文化”的融入，还挖掘健康饮食文化和发展健康产业，同时重视弘扬我国的传统瑰宝——中医药文化。另外，在环境提升方面，加强环境综合治理，完善基础设施建设，加大体育场所、场馆供给，抓住美丽乡村建设发展契机，协同提升健康大环境。健康县建设工作有文化内涵，有具体举措，建设成效显著。

（点评专家：陈小丹）